「十三五」国家重点图书出版规划项目

国家出版基金项目
NATIONAL PUBLICATION FOUNDATION

中医古籍名家

点评 丛书

总主编◎ 吴少祯

宋·许叔微◎撰

沈澍农◎点评

沈澍农 薛文轩 牛逸群◎校注

普济本事方

中国健康传媒集团

中国医药科技出版社

图书在版编目（CIP）数据

普济本事方 /（宋）许叔微撰；沈澍农点评 . —北京：中国医药科技出版社，2022.12

（中医古籍名家点评丛书）

ISBN 978 - 7 - 5214 - 3451 - 4

Ⅰ . ①普…　Ⅱ . ①许…　②沈…　Ⅲ . ①方书 - 中国 - 南宋　②《普济本事方》-研究　Ⅳ . ①R289.344.2

中国版本图书馆 CIP 数据核字（2022）第 184977 号

美术编辑　陈君杞
版式设计　南博文化

出版　**中国健康传媒集团**｜中国医药科技出版社
地址　北京市海淀区文慧园北路甲 22 号
邮编　100082
电话　发行：010 - 62227427　邮购：010 - 62236938
网址　www.cmstp.com
规格　710×1000mm $^1/_{16}$
印张　12 $^1/_2$
字数　165 千字
版次　2022 年 12 月第 1 版
印次　2022 年 12 月第 1 次印刷
印刷　三河市万龙印装有限公司
经销　全国各地新华书店
书号　ISBN 978 - 7 - 5214 - 3451 - 4
定价　**39.00 元**

获取新书信息、投稿、为图书纠错，请扫码联系我们。

出版者的话

　　中医药是中国优秀传统文化的重要组成部分之一。中医药古籍中蕴藏着历代名家的思维智慧与实践经验。温故而知新，熟读精研中医古籍是当代中医继承、创新的基石。新中国成立以来，中医界对古籍整理工作十分重视，因此在经典、重点中医古籍的校勘注释，常用、实用中医古籍的遴选、整理等方面，成果斐然。这些工作在帮助读者精选版本、校准文字、读懂原文方面发挥了良好的作用。

　　习总书记指示，要"切实把中医药这一祖先留给我们的宝贵财富继承好、发展好、利用好"，从而对弘扬中医药学、更进一步继承利用好中医药古籍提出了更高的要求。为此我们策划组织了《中医古籍名家点评丛书》，试图在前人整理工作的基础上，通过名家点评的方式，更进一步凸显中医古代要籍的学术精华，为现代中医药的发展提供借鉴。

　　本丛书遴选历代名医名著百余种，分批出版。所收医药书多为传世、实用，且在校勘整理方面已比较成熟的中医古籍。其中包括常用经典著作、历代各科名著，以及古今临证、案头常备的中医读物。本丛书致力于将现有相关的最新研究成果集于一体，使之具备版本精良、校勘细致、内容实用、点评精深的特点。

参与点评的学者，多为对所点评古籍研究有素的专家。他们学验俱丰，或精于临床，或文献功底深厚，均熟谙该古籍所涉学术领域的整体状况，又对其书内容精要揣摩日久，多有心得。本丛书的"点评"，并非单一的内容提要、词语注释、串讲阐发，而是抓住书中的主旨精论、蕴含深义、疑惑谬误之处，予以点拨评议，或考证比勘，溯源寻流。由于点评学者各有专擅，因此点评的形式风格也或有不同。但其共同之点是有益于读者掌握、鉴识所论医籍或名家的学术精华，领会临床运用关键点，解疑破惑，举一反三，启迪后人，不断创新。

我们对中医药古籍点评工作还在不断探索之中，本丛书可能会有诸多不足之处，亟盼中医各科专家及广大读者给予批评指正。

中国医药科技出版社

2017年8月

余序

作为毕生研读整理、编纂古今中医临床文献的一员，前不久，我有幸看到张同君编审和全国诸多相关教授专家们合作编撰《中医古籍名家点评丛书》的部分样稿。感到他们在总体设计、精选医籍、订正校注，特别是名家点评等方面卓有建树，并能将这些名著和近现代相关研究成果予以提示说明，使古籍的整理探索深研，呈现了崭新的面貌。我认为这部丛书不但能让读者系统、全面地传承优秀文化，而且有利于加强对丛书所选名著学验主旨的认识。

在我国优秀、靓丽的文化中，岐黄医学的软实力十分强劲。特别是名著中的学术经验，是体现"医道"最关键的文字表述。

《礼记·中庸》说："道也者，不可须臾离也。"清代徽州名儒程瑶田说："文存则道存，道存则教存。"这部丛书在很大程度上，使医道和医教获得较为集中的"文存"。丛书的多位编集者在精选名著的基础上，着重"点评"，让读者认识到中医药学是我国优秀传统文化中的瑰宝，有利于读者在系统、全面的传承中，予以创新、发展。

清代名医程芝田在《医约》中曾说："百艺之中，惟医最难。"特别是在一万多种古籍中选取精品，有一定难度。但清代造诣精深的名医尤在泾在《医学读书记》中告诫读者说："盖未有不师古而有济于今者，亦未有言之无文而能行之远者。"这套丛书的"师古济今"十分昭著。中国医药科技出版社重视此编的刊行，使读者如获宝璐，今将上述感言以为序。

中国中医科学院

余瀛鳌

2017年8月

目录 | Contents

许叔微著《普济本事方》为宋代著名方书，约初刊于绍兴二年（1132）。本书为许氏晚年集其一生历验诸方编撰而成，每方皆阐明来历、治验，有事可本，正如其自序所言："谩（漫）集己试之方及所得新意，录以传远，题为《普济本事方》。"此书流传甚广，切于临床，书中观点对后世医家有较大影响。

一、成书介绍

1. 作者简介

许叔微，字知可，宋代真州白沙（今江苏仪征）人，生于北宋元丰三年（1080），逝于南宋绍兴二十四年（1154）。许氏少年坎坷，11岁时"父以时疫，母以气中"，父母相继在百日内离世，因"痛念里无良医"，成年以后"刻意方书"，走上究心医学之路，深感"医之大道矣，可以养生，可以全身，可以尽年，可以利天下与来世"。许氏并习举子业，但青年时累举进士不第，直至53岁方举进士，后任徽州、杭州教官及翰林集贤院学士，故后世常尊称其为"许学士"。其为官刚毅，恰逢"秦桧当国，主和议，排除异己"，许氏不满赵构昏庸、奸臣当道，以病告归太湖马迹山，居檀溪村，梅梁湖畔，建庐名为"梅梁小隐"，因屋前种植三棵檀树，又称"三檀老屋"，檀溪泉则改称为隐君泉。时抗金名将韩世忠隐居于苏州沧浪亭，常渡过太湖看望许叔微，二人志趣相投，惺惺相惜，韩氏钦佩许氏医术高明，为其题赠"名医进士"的匾额。

许氏医学造诣颇高，精研经典，医宗仲景，博览群书，广求效方。《重雕元刻伤寒百证歌发微论·陆心源序》中记载："建炎初，剧贼张遇破真州，已而疾疫大作，知可遍历里门，视病与药，十活八九。"可见许氏高尚的道德情操与精湛的医术。许氏一生著述颇丰，现存《伤寒发微论》《伤寒百证歌》《伤寒九十论》《普济本事方》等，其还著有《仲景脉法三十六种图》《治法八十一篇》《翼伤寒论》《辨类》等，目前已经亡佚。

2. 时代背景

两宋时期，验方收集和方书编纂出现空前繁荣的景象，这与当时的时代背景密切相关。政治上，结束了分裂混乱的五代十国时期，进入了较长时间的承平年代，战时疾病横行所积累下来的医学实践经验，加上宋代对文官队伍培养和建设的重视，使文化背景较深的儒士在医学知识研习和创新上有特殊的需求和独到的优势。经济上，两宋经贸的发展，促使许多外来医药理论和药材进入中国，促进了新的医学理论、方剂组方、药物炮制和剂型工艺的形成。科技上，指南针扩大了对外交流，活字印刷术使得医药知识得以更加便捷地记录和传播。文化上，庞大的文官队伍在皇帝的鼓励下喜好谈医论药，具有较深文化底蕴的士人促进了方书方药在理论上的巨大进步，改变了医药研究人员的组成结构，而这一切都与宋代帝王对医方搜集和方书编录的重视密不可分。太平兴国三年（978），宋太宗诏翰林医官院向全国征集经验良方、单方、秘方，命王怀隐等辑成《太平圣惠方》100卷，分1670门，收方16800余首（其中包括太宗潜邸时曾搜罗宝藏的效验医方1000余首），集宋以前医方之大成。元丰年间（1078—1085），朝廷又诏天下进献良方，集为《太医局方》13 卷，大观年间（1107—1110），经裴宗元、陈师文等校正整理，选优择精，订成 5 卷，分 21 门，计 297 方，此后屡经增订，至绍兴二十一年（1151），订为 10 卷，分 14 门，载方 788 首，更名为《太平惠民和剂局方》，这是我国第一部由国家颁行的成药典。

宋代帝王对医药知识的重视和人们对维持健康的需求，使得士人知医成为一时风尚。他们积极倡行和参与医药活动，开展医学教育，组织编纂、整理医书，出现了苏轼、沈括、许叔微、王衮、严用和、王贶、史堪、洪遵等一大批知医论药的名士，从王侯将相到文人儒士，不乏对医学颇有造诣者，范仲淹更有"不为良相，当为良医"的名言。在这种思想的影响下，随着"儒医"阶层的形成，社会对医药产生了前所未有的关注，促使了方书的大量问世。《普济本事方》的成书，既与许叔微个人的生活经历有关，也与当时医学氛围良好的时代背景有关。

二、主要内容

《普济本事方》，又名《类证普济本事方》或《本事方》，为许氏晚年仿唐代孟棨《本事诗》体例，取集平生所验效方编撰成书，《四库全书总目提要》评曰："取平生已试之方，并记其事实，以为《本事方》。"故本书所集医方来源广博，凝结了许氏一生心血，除许氏自拟方外，书中还采集了同代医家用方，搜集了民间单验方，并收集了《伤寒论》《备急千金要方》《太平圣惠方》《太平惠民和剂局方》《海上方》《经效产宝》等医籍的效方。全书共分 10 卷，分为中风肝胆筋骨诸风、心小肠脾胃病、肺肾经病、补益虚劳方、头痛头晕方等 26 门，内容丰富多彩，涉及内、外、妇、儿、伤、五官、针灸各科。全书共收 300 余首方剂，并较详细阐明每方主治、方名、药味、炮制、药量、制法、服法等内容。书中所载方涉及汤、丸(圆)、散、膏、酒、粥等各种剂型，并融合针灸、按摩的内容。此外，书中还有 81 则简短医论，如论述"气厥"与"中风"的关系、"补脾"与"补肾"的关系、"肠风""脏毒"等病的辨治等，对后世皆有较大影响，且论后大多附有医案，见解深刻，条法明晰。所收二神丸、五味子散、温脾汤等皆为传世名方。总而言之，本书语言朴实无华，内容丰富翔实，思想深刻，见解独到，对临床实践有相当大的参阅价值。

三、主要学术思想

1. 本于治验

本书言"本事"者，即所载之方皆有事实效验作为依据，故本书之方，虽来自多种途径，但皆是许氏亲验有效或见他人所用有良效之方。书中所载之方，许氏多详细阐释制方之旨，每味药之后注明炮制法，方后交代煎煮步骤、服药宜忌等内容，并说明方药来源、治验经过，若非有深刻体悟，叙述难以如此完备生动。故本于效验、实事求是，正是本书的主要学术思想之一。

2. 善创新方

许氏深研经典，但师古不泥，掌握古代先哲制方之理，而能灵活变通，创制新方。有些方剂为许氏化裁前人之方而来，如"双和散"，为黄芪建中汤与四物汤的合方，用以治疗"伤寒疟疾中暑大疾之后"，虚劳气乏者，取得良效。有些方剂，则为许氏通过洞察医理，结合临床实际，审时度势创立而成，如许氏遇"卧则魂散不守，状若惊悸"之证，余人"遍议古今方书，无与病相对者"，许氏根据医理，以真(珍)珠母、龙骨安魂，创制"真(珍)珠圆"与服，一月而病除。

3. 重视脾肾

许氏治疗杂病较重视脾肾两脏，善用温暖脾肾之药。如许氏在治疗脾肾虚弱的"全不进食"症时，指出治疗不能仅仅治脾，并生动解释"肾气怯弱，真元衰劣"同样不能消化饮食，有如"鼎釜之中，置诸米谷，下无火力，虽终日米不熟"。但许氏并不赞同运用燥烈之品补肾，他认为"脾恶湿，肾恶燥"，硫黄、附子、钟乳等药，为燥烈刚剂，可用于"以助阳补接真气"，不可用于补肾。益肾当用滋润之药，并用仲景八味圆、肾沥汤、香茸圆等方之组成来举例阐明。

四、学习重点

1. 领会学术思想

要深入理解许氏的学术思想，必须具备一定的学术代入能力，这就需要读者对我国的传统哲学与世界观有较深的理解。一者是在理的层面，体会许氏如何使用阴阳、五行、八卦等哲学概念解释中医学具体问题；二者是在象的层面，体会许氏是如何将"取象比类"的思想用于医学实践的。许氏在创制"真（珍）珠圆"一节中指出："万物有成理而不识，亦在夫人达之而已。"这种对真理真诚探索的精神，也是需要我们学习的。

2. 重视方药使用

本书处方切于临床者较多，有较高的实用价值。但在具体参用时，必须灵活变通。一者是所取方剂得当，需要辨证准确，不可按图索骥；二者对书中方剂的剂量要灵活看待，由于成书年代久远，在传抄过程中难免出现错误，且不同时代的计量衡并不相同，不可机械换算，对剂量异于常识的药物，尤其需要进行考证；三者对书中所载个别毒药的使用，如重金属药物、偏性特别大的药物，要有谨慎的认识，不可盲目模仿。

3. 了解相关术语

许氏既为一代名医，同时又是文人学士，学识渊博，思想深邃，故本书有时会引用儒家、道家经典内容，还有历史典故，加之古代病名与当代病名也有差异，其中有些词语的内涵于今人较为晦涩或陌生，读者在阅读时可结合注文进行理解。

五、版本流传

《普济本事方》影响力较大，历代刊本及抄本较多，现进行简要介绍。

根据目前资料，已知宋代刊本有宋乾道刊本、宋淳熙刊本与宋宝祐刊本。元代刊本有余氏勤有堂刊本，此本是从宋本抄出。明代刊本尚不明，盖如《四库全书提要》所言："其书属词简雅，不谐于俗，故明以来不甚传布。"清代有四库本（亦从宋本抄出）与王梁陈刊本（刊于乾隆四十二年，即1777年）。其中王梁陈刊本前6卷校勘宋乾道刊本，后4卷校勘宋淳熙刊本。王本系统有多种清刊本，如义顾堂刻本、聿修堂刻本、宝素堂刻本等。另有清代名医叶天士著《普济本事方释义》，是将释义内容穿插于各条正文之后，亦为清代重要传本，有嘉庆十九年（1814）扫叶山房刊本、眉寿堂刊本。除此之外，清代还有不少抄本，如乾隆间毛德宏校补抄本、陈仲鱼抄本、陈简玉抄本、钱氏萃古斋抄本等。

本书在日本也有流传，有享保二十一年（1736）向井八三郎刻本（该本之跋记明为享保乙卯本。乙卯，为享保二十一年，即1736年。中国学界有的记为享保二十年本，是因为在中国流行的一些影印本丢失了跋文页）、小岛尚质藏宋淳熙刊本之抄本、百百后道六珍书屋本、江武官库本、源惟和奉敕校订江户写本等。

在现存版本中，日本享保二十一年（1736）向井八三郎刻本系校勘宋乾道刊本与宋淳熙刊本。该本我们所见同版有两部，一是台湾新文丰出版公司影印本，二是京都大学藏本（后称"京大本"）。二本各有校读之旁批、眉批，内容有别，但都有参考意义。二本序言后皆有补笔"时宝祐癸丑良月夏渊余氏重梨于明经堂"（京都大学本脱"梨"字），宝祐癸丑为1253年。此记似表明校读者以该本校过。该本药物炮制法完整，符合宋代方书特点，而目前国内所存传本，药物炮制法保留较少或删去。根据叶天士《普济本事方释义》对宋本《普济方》的描述，叶氏所见宋本也与向井八三郎刻本较为接近。上海科学技术出版社1959年与中国中医药出版社2007年出版的《普济本事方》，皆是以向井八三郎刻本为底本排印。台湾新文丰出版公司1987年与湖南科学技术出版社2014年出版的《普济本事方》，都是日本享保二十一年（1736）向井八三郎刻本系统的影印本。

沈澍农

2022年5月

整理说明

　　本次整理以湖南科学技术出版社 2014 年据日本享保二十一年
（1736）向井八三郎刻本影印出版的《普济本事方》为底本；以清乾
隆四十二年丁酉云间王陈梁校刻本为主校本（简称"王本"）；以嘉
庆十九年申戌姑苏扫叶山房刊本（简称"叶本"）、文渊阁《四库全
书》本（简称"四库本"）为参校本。底本和京大本眉批引王本、抄
本及据理校勘各写有校语若干条（前部多后部少），本书酌情部分
引校。

　　1. 书中异体字、俗写字，统一规范律齐，不出注，如藏→脏、
硃→朱、筍→笋、荅→答；明显属于形近致误者，径改不出注，如
若→苦，辩→辨等；含义较晦涩或字形较陌生的字，以及残缺模糊字
出注说明或讨论。

　　2. 疑难字词、典故、地名、官制等，简略注释。

　　3. 同一字词在第一次出现时的校注中注明"下同"，以后一般不
重复作注。

　　4. 原书部分方名前或后连言主治，或有出处、案语等相关附注，
为使标题清晰，将方名部分分离出作为标题；出处、按语内容用小号
字出注，移在标题行下；主治内容则统一移在组方条文之前。

　　5. 原书旧目录与正文中的标题多有不一致处，底本目录除方名

外，还有论证和其他内容。因为论治在正文中并无标题，故对目录进行调整，删去底本目录中论证的内容，不一一出校。

6. 因原书竖排而本次出版为横排，故将方药后、药物宜忌之前的行文方位词"右"径改为"上"，不再另行出注。

普济本事方序 | ◉

　　医之道大矣！可以养生，可以全身，可以尽年，可以利天下与来世，是非浅识者所能为也。苟精此道者，通神明，夺造化，擅回生起死之功。则精神之运，必有默相于冥冥之中者，岂可谓之艺与技术为等耶？窃疑上古之时，如岐伯辅黄帝，伊尹相商王，皆有方书以瘳①民瘼②，迨③及后世。周有和缓④，秦有扁鹊，汉有仓公⑤，魏有华佗，宋⑥有徐文伯，唐有孙思邈，又皆神奇出人意表，肯望踵蹑⑦，代不乏人，自兹⑧以往，其妙不传。间有能者，仅可一二数。何古人精巧如是，而今人之不逮⑨也？予尝⑩思之，古人以此救人，故天畀⑪其道，使普惠含灵。后人以此射利，故天啬其术，而不轻畀予，无足疑

---

① 瘳：病愈。此处作使动用法。
② 民瘼：民众的疾苦。瘼，病，疾苦。
③ 迨：等到。
④ 和缓：指春秋时期秦国名医"医和"与"医缓"，后世常"和缓"并称，代指当时名医。
⑤ 仓公：指西汉医学家淳于意，曾担任齐太仓公，故又称仓公。
⑥ 宋：此指南朝宋（420—479），为宋武帝刘裕建立。
⑦ 肯望踵蹑：谓名医接续。后人承接前人事业。
⑧ 兹：此。
⑨ 不逮：比不上，不及。
⑩ 尝：曾经。
⑪ 畀：同"畀"，给予。

者。余年十一，连遭家祸，父以时疫，母以气中。百日之间，并失怙恃①。痛念里②无良医，束手待尽；及长成人，刻意③方书，誓欲以救物为心。杳冥④之中，似有所警⑤。年运⑥而往，今逼⑦桑榆⑧。谩⑨集己试之方及所得新意，录以传远，题为《普济本事方》。孟启⑩有《本事诗》，杨元素有《本事曲》，皆有当时事实。庶几⑪观者见其曲折也。余既以救物为心，予而不求其报。则是方也，乌得⑫不与众共之。

---

① 怙恃：依靠。引申指父母。
② 里：乡里。居住的地方。眉注谓："宋板'里'字作'国'。"
③ 刻意：用心。
④ 杳冥：亦作"窈冥"。玄妙之中。
⑤ 警：感觉敏锐，有独到见解。
⑥ 年运：岁月不停地运行。
⑦ 逼：接近，靠近。
⑧ 桑榆：比喻晚年。《后汉书·冯异传》："失之东隅，收之桑榆。"故桑榆指日落时阳光照在桑榆间，借指傍晚，引申为晚年。
⑨ 谩：用同"漫"，广泛地。
⑩ 孟启：底本如此。但其名多作"孟棨"。
⑪ 庶几：表示希望的语气词，或许可以。
⑫ 乌得：怎么能。

中风肝胆筋骨诸风

真珠①**圆** 治肝经因虚，内受风邪，卧则魂散而不守，状若惊悸。真珠母大于常珠，形状不一。

真珠母未钻真珠也，三分，研如粉，同碾② 当归洗去芦，薄切，焙干后秤 熟干地黄酒洒，九蒸九曝，焙干。各一两半 人参去芦 酸枣仁微炒，去皮，研 柏子仁各一两，研 犀角镑③为细末 茯神去木 沉香 龙齿各半两

上为细末，炼蜜为圆，如梧子大，辰砂为衣。每服四五十圆，金银薄荷汤下，日午夜卧服。

【点评】真珠圆，即真珠丸。"圆"即"丸"。宋人避宋钦宗赵桓嫌名(同音字)讳，改"丸"为"圆"，又或作"元"。真珠丸方为全书第一方，选用丸剂，具有时代的标志性。有宋一代，宋代政府重视医药，兴办医药惠民局，贩卖成药更方便应用，故丸、散剂型更得流行(在药源紧缺时期，又更流行煮散)。本书中，丸药的应用几近散药和汤药的总数，其他宋代方书也以丸药和散药为多见。朱震亨曾谓："《和剂局方》之为书也，可以据证检方，照方用药，不必求医，不必修制，寻赎见成丸散，病痛便可安

---

① 真珠："珍珠"的古称。

② 碾：轧，把东西轧碎。

③ 镑：削也。多用于动物角的薄削。

全；自宋迄今，官府守之以为法，医门传之以为业，病者恃之以立命，世人习之以成俗。"有官方药局的引导，丸散药的流行就势在必然了。

另，周学海《读医随笔》中对古医籍中"金银薄荷汤下""金银花薄荷汤下""金银箔"有考辨，辑录在此，以备读者参考。

"钱仲阳《小儿直诀》方中，凉惊丸、五色丸后，有金银薄荷汤下之文。他书引此，每于金银下加'花'字。《绛雪园古方选注》真珍圆下，有金银花薄荷汤下。此方出许叔微《本事方》，原书并无'花'字，是'花'字之为妄增无疑矣。凡此等方，皆治小儿惊痫，与大人痰厥诸病，金银之气，能镇肝逆，薄荷之气，辛散通络，义本昭然，于'花'何与耶？又《颅囟经》治惊牛黄丸方下有云：加金银箔五片。考'箔''薄'古通用，故败脉之象，有如悬薄，即谓宽散如帘箔之悬也。况金银箔更因其形体之薄而立名，其通用更不仅音之相近矣。

窃恐钱、许方中，不但'花'字衍文，即'荷'字亦恐后人附会妄增耳！第相沿已久，不敢定斥为误，姑论而存之。

后阅一年，得读《全幼心鉴》，书中极论金银入药之误，谓薄荷家园叶小者，名金钱薄荷，'银'字误也。此说虽异，而用意正与予同，是读书细心者也。存以参考。"

今按：此处珍珠圆多重镇药物，寓潜阳安魂之意，以"金银箔"煎汤送服似乎更为合理。

独活汤

独活_{黄色如鬼眼者，去芦，洗，焙，秤} 羌活_{去芦} 防风_{去钗股} 人参_{去芦} 前胡_{去苗，净洗} 细辛_{华阴者，去叶} 五味子_拣 沙参 白茯苓_{去皮} 半夏曲 酸枣仁_{微炒，去皮，研} 甘草_{各一两，炙}

上为粗末。每服四大钱，水一盏半，生姜三片，乌梅半个，同煎至八分，去滓，不拘时候。

绍兴癸丑，予待次①四明。有董生者，患神气不宁，每卧则魂飞扬，觉身在床而神魂离体，惊悸多魇②，通夕无寐，更数医而不效，予为诊视。询之曰："医作何病治？"董曰："众皆以为心病。"予曰："以脉言之，肝经受邪，非心病也。肝经因虚，邪气袭之，肝藏魂者也，游魂为变。平人肝不受邪，故卧则魂归于肝，神静而得寐。今肝有邪，魂不得归，是以卧则魂扬若离体也。肝主怒，故小怒则剧。"董欣然曰："前此未之闻，虽未服药，已觉沉疴去体矣，愿求药法。"予曰："公且持此说与众医议所治之方，而徐质之。"阅旬日复至，云："医遍议古今方书，无与病相对者。"故予处此二方以赠，服一月而病悉除。此方大抵以真珠母为君，龙齿佐之，真珠母入肝经为第一，龙齿与肝相类故也。龙齿虎睛，今人例作镇心药，殊不知龙齿安魂，虎睛定魄，各言类也。东方苍龙，木也，属肝而藏魂；西方白虎，金也，属肺而藏魄。龙能变化，故魂游而不定；虎能专静，故魄止而有守。予谓治魄不宁者，宜以虎睛；治魂飞扬者，宜以龙齿。万物有成理而不说③，亦在夫人达之而已。

【点评】本方服法："上为粗末。每服四大钱，水一盏半，生姜三片，乌梅半个，同煎至八分，去滓，不拘时候。"此为煮散法。将药打成散末，以水酒等送服，是为服散法；将药加工成饮片，煮汁液服用，是为汤剂法。介于两者之间的，就是将药末小

---

① 待次：指官吏授职后，等待依次补缺。
② 魇：原作"厌"，据眉批引抄本改。魇，梦中惊骇，或觉得有什么东西压住不能动弹。
③ 说：四库本作"识"。

煮取药液服，是为煮散法。煮散法起源于汉晋，盛行于宋。宋代煮散与汤剂法相比，只用少量药末，取少量水，煎药耗减至七八分（原水量的七八成）时取出服用。因为用水少，所以以"盏"计煎药的水量，这是宋代煮散的标志词（唐代煮散虽然水已减少，但仍有数升，绝无用"盏"之例）。此外煮散常另加姜枣等，不计在药物总数内，这也是宋代煮散常例之一。

星附散　治中风虽能言，口不㖞①斜，而手足軃曳②，脉虚浮而数，风中腑也。盖风中脉则口眼㖞斜；风中腑则肢体废③；风中脏则性命危。凡风中腑宜汗而解。

天南星大者　半夏二味薄切，姜汁浸透　黑附子炮裂，去皮脐　白附子炮微黄　川乌灰火炮裂，去皮尖用　白僵蚕去丝嘴，炒　没药别研入药　人参去芦　白茯苓去皮，以上各等分

上为粗末。每服二钱，水酒各一盏，同煎至八分，去滓，热服，二三服汗出瘥④。顷在桐庐，有人患此证，三投此药得汗，手足能举。

二生散　治体虚有风，外受寒湿，身如在空中。

生附子去皮脐　生天南星各等分

上二味，㕮咀。每服四大钱，水一盏半，生姜十片，漫火⑤煎至八分去滓服。戊午年予在新安有此疾，张医博士⑥发授此方，三服愈。煎不熟有大毒，令人发肿增病。

---

① 㖞：音义同"歪"，口歪斜义的古专用字。亦可连及"目"而言。本条后文即言"口眼㖞斜"。
② 手足軃曳：手足筋脉弛缓无力，类似四肢不收。
③ 肢体废：指肢体废用。缺损为残，存而不能用为废。
④ 瘥：病愈。
⑤ 漫火：当作"慢火"，小火慢烧。
⑥ 医博士：古代医衔。此处当指技艺精湛的医生。

【**点评**】"㕮咀"是中医古籍中常见的药物破碎之法，主要用于干植物药的破碎。关于其确切意义，金元以来中医界流行的说法是认为古代无铁器，故将药用口咬细，由此将药物碎成小块。古代中药破碎使用中确实有时可能用咀嚼法，但咀嚼法不可能成为众多干药的加工方法。从出土医药文献看，马王堆汉简、老官山汉简、武威汉简中"㕮咀"都作"父且"，"父"为"斧"古字，"且"为"俎"古字，"父且"即"斧俎"，二者会意指用斧在砧俎上砍研敲打药材令细小，这应是"父且"的本义。至南北朝时代，陶弘景《本草经集注·序录》云："凡汤酒膏药，旧方皆云㕮咀者，谓秤毕捣之如大豆者，又使吹去细末，此于事殊不允。药有易碎、难碎，多末、少末，秤两则不复均。今皆细切之，较略令如㕮咀者，差得无末，而粒片调，于药力同出，无生熟也。"可知，在陶弘景倡导将炮制法改为"细切"之前，当时的"㕮咀"是在药白中捣碎。因为"㕮咀"二字后世改从口旁，金元时人望文生义地释为"口嚼"，其说不可从。

救急稀涎散 治中风忽然昏若醉，形体昏闷，四肢不收，风涎潮于上，膈气闭不通，宜用救急稀涎散。

猪牙皂角_{四挺，肥实不蛀①者，去黑皮} 晋矾_{光明者，一两}

上细末研匀，轻者半钱②，重者三字匕③，温水调灌下，不大呕吐，但微微冷④涎出一二升便得惺惺⑤，次缓而调治，不可便大段⑥，

---

① 蛀：蛀蚀。
② 半钱：此下当脱一"匕"字，或蒙后省。古代以五铢钱为药匕，以钱平抄药末，以不掉落为一钱匕。
③ 三字匕：一钱有四字，一字为一钱匕四分之一重，三字匕则为四分之三钱匕。
④ 冷：眉批谓：宋板"冷"一作"令"。
⑤ 惺惺：清醒貌。眉批谓：宋板作"醒醒后"。
⑥ 大段：十分，此指"充分""大量"。王本作"大服"。

亦恐过伤人。孙兆方。

胜金圆 治中风同前证。

猪牙皂角_{二两，捶碎，水一升，同生薄荷一处捣取汁，漫火熬成膏} 生薄荷_{半斤}
瓜蒂末_{一两} 藜芦末_{一两} 朱砂_{半两，研}

上将朱砂末二分①，与二味末研匀，用膏子搜②和圆如龙眼大，以余朱为衣，温酒化一圆，甚者二圆，以吐为度，得吐即省，不省者不可治。

《必用方》论中风无吐法，引金虎碧霞为戒。且如卒暴涎生，声如引锯，牙关紧急，气闭不行，汤药不能入，命在须臾者，执以无吐法，可乎？但不当用银粉药，恐损脾坏人四肢尔。予每用此二方，每每有验。

拒风丹 治一切风。

川芎_{四两} 防风_{去钗股者，一两半} 天麻_{去芦，一两} 甘草_{一两，炙} 细辛_{去叶，三钱半} 荜茇_{半两}

上细末，炼蜜和杵，每两作一十圆③，每服一粒，细嚼，荆芥汤或温酒下。寻常些小伤风，头痛鼻塞，项强筋急，皆可服。予家常合，老幼所须之药。

世言气中④者，虽不见于方书，然暴喜伤阳，暴怒伤阴，忧愁不意⑤，气多厥逆，往往多得此疾，便觉涎潮昏塞，牙关紧急，若概作中风候，用药非止不相当，多致杀人。元祐庚午，母氏亲遭此祸，至今饮恨。母氏平时食素，气血羸弱，因先子捐馆⑥忧恼，忽一日气

---

① 二分：王本，叶本作"一分"。
② 搜：同"溲"，拌和。
③ 一十圆：四库本、叶本作"三十圆"。
④ 气中：类中风之一，又名"中气"。多由七情气结或怒动肝气，气逆上行所致。
⑤ 不意：王本、叶本作"失意"，义长。
⑥ 先子捐馆：父亲离世。先子，对故去父亲的尊称；捐馆，死的婉词。

厥，牙噤涎潮，有一里医便作中风，以大通圆三粒下之，大下数行，一夕而去，予常痛恨①！每见此证，急化苏合香圆四五粒，灌之便醒，然后随其虚实寒热而调治之，无不愈者。经云：无故而喑②，脉不至，不治自已③。谓气暴逆也，气复则已。审如是，虽不服药亦可。

苏合香圆 疗传尸，骨蒸，殗殜，肺痿，疰忤④，鬼气，卒心痛，霍乱吐利，时气鬼魅，瘴疟，赤白暴利，瘀血月闭，痃癖下肿，惊痫，鬼忤中人，小儿吐乳，大人狐狸等病。

苏合香油一两，入安息香膏内　白术二两　丁香二两　朱砂研，水飞，二两　木香二两　白檀剉⑤，二两　薰陆香别研，二两　沉香二两　乌犀镑屑，二两　荜茇二两　安息香二两，别为末，用无灰酒一升熬膏　香附子去毛，二两　诃藜勒煨，去核，二两　龙脑研，一两　麝香研，二两

上为细末，入研药匀，用安息香膏并炼白蜜和剂。每服旋圆如梧桐子大，早朝取井华水，温冷任意，化服四圆，老人小儿可服一圆，温酒化服亦得，并空心服之，用蜡纸裹一圆如弹子大，绯绢袋盛，当心带之，一切邪神不敢近。去龙脑，名麝香苏合圆，治一切冷气胸膈噎塞，肠中虚鸣，宿饮不消，余证并同。

【点评】苏合香丸，唐代名白术丸，宋代改名苏合香丸，与宋代流行香药有关。方中以芳香药为主，有芳香开窍，行气温中之功，主中风中暑、心胃气痛、寒闭昏厥之证。该方组方有一定的

---

① 痛恨：悲痛遗憾。
② 喑：哑，不能说话。
③ 已：停止，完毕。引申指病愈。
④ 疰忤：犹中恶。又称客忤、卒忤。感受秽毒或不正之气，突然厥逆，不省人事。
⑤ 剉："锉切"。"剉"今人常混写为"锉"。"剉"指用铡刀铡切，"锉"指用锉刀锉屑，二字实不相同。

西域色彩，不合于中医医方配伍监制的规则，曾招致一些批评。但该方为"温开"类代表方，至今仍是临床急救治疗常用的好药。许氏谓："用蜡纸裹一圆如弹子大，绯绢袋盛，当心带之，一切邪神不敢近。"将苏合香丸改作香囊佩戴，有防疫之效，盖芳香辟秽，走而不守，外邪不可留着也。但需注意，孕妇佩戴需慎重，因本方走窜力大，轻可去实，恐有滑胎之患。

范子默记：崇宁中凡两中风，始则口眼㖞斜，次则涎潮闭塞，左右共灸十二穴得气通，十二穴者，谓听会、颊车、地仓、百会、肩髃、曲池、风市、足三里、绝骨、发际、大椎、风池也。依而用之，无不立效。

灸中风十二穴

听会二穴，在耳微前陷者中，张口有穴，耳前陷中动脉宛宛①中，侧卧张口取之。治耳聋，耳中状如蝉声，牙车脱臼。日可灸五壮②至三七壮止，十日报灸③即愈，忌动风、生冷、猪鱼等物。《灸经》云：日灸五壮至七壮止，可经十日许，还依前灸之。慎冷食。

颊车二穴，在耳下曲颊端陷中，侧卧张口取之。治牙关不开，口噤不语，失音，牙车疼痛，颔颊肿，颈强不得回顾。日灸七壮至七七壮止，灸④如大麦，忌如常法。

地仓二穴，挟口吻傍四分外，如近下有脉微微动，跷脉手阳明之交。若久患风，其脉亦有不动者。治偏风口㖞，目不得开，失音不

---

① 宛宛：凹陷。
② 壮：艾灸的量词。每灸一个艾炷为一壮。古代艾灸时艾炷置于皮肤上，须灼伤皮肤。"壮"，疑为"灼伤"二字的合音。
③ 报灸：重复灸。报，再，重复。
④ 灸：似当为"炷"。下条即云"艾炷如粗钗脚大"。

语，饮食不收，水浆漏落，眼睭动①不止。病左治右，病右治左，日灸二七壮，重者七七壮。艾炷如粗钗②脚大，若炷太大，口转喎，却灸承浆七七壮即愈。<small>面并热食、房事等忌如常。</small>

百会穴，在头顶中宛宛陷中。治小儿脱肛久不瘥、风痫、中风角弓反张、口吐涎沫。可灸七壮至七七壮。头顶皮肤浅薄，凡灸不过七七壮。

肩髃穴，在肩端两骨间陷者宛宛中，举臂取之。治偏风半身不遂，热风瘾疹③，手臂挛急，捉物不得，挽弓不开，臂细无力，筋骨酸疼。可七壮至二七壮。若偏风不遂，可七七壮止。

曲池二穴，臂相连处，以手拱胸取之，纹尽处是穴。治偏风半身不遂，刺风瘾疹，筋缓捉物不得，挽弓不开，屈伸难。可灸三壮。<small>《针灸经》云：日灸七壮至二百壮且停，十余日更下火，还至二百壮罢。云云。</small>

风市即中渎，二穴，在髀骨外膝上五寸分肉间陷中。治寒气客于分肉之间，痛攻上下，筋痹不仁。可灸五壮。

三里二穴，在膝下三寸𩩲外廉两筋间，举足取之。治胃中寒，心腹胀满，胃气不足，闻食臭肠鸣，腹痛食不化，此穴诸病皆治，及疗食气水气，蛊毒痃癖④，四肢肿满，膝胻酸痛，目不明，五劳七伤，胸中瘀血，乳痈。可灸三壮，人年三十以上，皆宜灸此穴。<small>日灸七壮至一百壮止。</small>

绝骨一穴，在足外踝上四寸。治风痹不仁，膝胻酸痛⑤。可灸三壮。

---

① 睭(shùn 顺)动：肌肉掣动。

② 钗：原作"叙"，据旁批改。

③ 瘾疹：亦作"隐疹"，皮肤上凸起的疹块，大体相当于现代的皮肤过敏引起的风疹团。

④ 痃癖：泛指腹部和胁肋部的肿块。

⑤ 痛：原脱，据眉批补。

发际，即神庭穴，在直鼻上额入发际五分。治癫疾风痫，戴目①上下不识人，及头风目眩，鼻出清涕不止，惊悸不得安寝。可灸二七壮至七七壮止。凡疗风，灸多即伤，惟宜七壮至三七壮，针即发狂。

大椎一穴，在项后第一椎上陷中。治五劳七伤，颈项强不得回顾，风劳食气。灸以年为壮②。或曰日灸七壮至七七壮。

风池二穴，在脑后入发际陷中。治颈项痛不得回顾，腰伛偻③引项，筋无力不收，可灸七壮。

元府中一宗人得疾，逾年不瘥，谒④医于王思和，绎⑤思和具脉状云：病因惊恐，肝脏为邪，邪来乘阳明之经，即胃是也；邪盛不畏胜我者，又来乘肺，肺缘久病气弱，全无能⑥，受肝凌侮，其病时复头眩，瘼疭⑦搐掣，心胞伏涎，久之，则害脾气，要当平肝气使归经，则脾不受克；脾为中州土，主四肢一体之事，脾气正则土生金，金旺则肺安矣。今疾欲作时，觉气上冲者，是肝侮肺，肺不受侮，故有此上冲；肝胜则复受金克，故搐搦也。以热药治之，则风愈甚；以冷药治，则气已虚。肺属金，金为清化，便觉脏腑不调，今用中和温药，抑肝补脾，渐可安愈。今心怵，非心怵也，胃之大络，名曰虚里⑧，络胸膈及两乳间，虚而有痰则动，更须时发一阵热者，是其候也。服下三方，一月而愈。思和名医，寓仪真时，人少知者，后至都

---

① 戴目：亦称"戴睛"。眼睛不转地仰视。即俗称"翻白眼"。又，续后的"上下"二字义不详，底本有旁批与眉批，但模糊不清。他书或作"目戴上""目上戴"，无"下"字。

② 以年为壮：以病者岁数为艾灸壮数。

③ 伛偻：腰背弯曲。

④ 谒：请求。

⑤ 绎：眉批谓王刻、清钞并无"绎"字。

⑥ 能：底本旁批作"德"，《普济方》卷一一五同；眉批谓"王刻能作复"。若作"复"，则"全无"属上，"复"属下，似可取。

⑦ 瘼疭：筋脉之病。痉挛为"瘼"，弛纵为"疭"。

⑧ 虚里：原作"建里"，王本作"虚里"。本句本自《素问·平人气象论》，《素问》作"虚里"，据改。

下，声名籍甚，为医官，政和中度为黄冠，终蕊珠侍宸。

续断汤

续断洗，剉，焙干　杜仲剉如豆，炒令黑　肉桂去粗皮，不见火　防风去钗股　甘草炙　牛膝洗净，剉，焙，酒浸一宿，再焙　白茯苓去皮　细辛去叶　人参去芦　当归洗，去芦，薄切，焙干　白芍药各一两　川芎洗　秦艽去芦，洗　川独活黄色如鬼眼者，去芦，洗，焙，秤　熟地黄酒洒，九蒸九曝，焙干，秤。各三两

上为细末。每服二钱，水一盏，生姜三片，枣一个，同煎至七分，空心食前稍热服。

山蓣圆①

山蓣　人参去芦　沙参洗　远志去心，剉，洗，炒黄色　防风去钗股　真珠母未钻真珠，研如粉　紫石英研，水飞　茯神去木　虎骨各一两。酥涂炙焦黄，酒或羊脂亦可　虎睛一对，酒浸，切，焙　龙齿粘舌者　五味子拣　丹参洗　石菖蒲去须，洗　华阴细辛去叶。各一分②

上为细末，炼蜜为圆，梧子大。每服三十圆至五十圆，金银薄荷汤下，食后临卧③。

独活散

川独活黄色如鬼眼者，去芦，洗，焙，秤　白术　白茯苓去皮　秦艽洗，去芦　葳蕤洗　柏子仁研　甘草炙。各一两　犀角镑　川椒去目并合口，微火炒地上出汗　熟干地黄酒洒，九蒸九曝，焙干，秤　枳实汤浸，洗去穰，薄切，麸炒　白芷不见火　官桂去粗皮，不见火。各半两　人参去芦，一分

上为细末。每服二钱，水一盏，生姜三片，枣一个，同煎至七

---

① 山蓣圆：眉批谓：清抄、王刻作"薯蓣圆"。此药原名薯蓣，宋代避宋英宗赵曙讳，改名为"山蓣"。

② 分：眉批谓：清抄作一两。

③ 临卧：四库本、王本作"临卧服"。

分，不拘时候服。

地黄酒 治风在肝脾，语謇①脚弱，大便多秘。

熟干地黄酒洒，九蒸九曝，焙干，秤，四两 附子炮去皮尖 茵芋去梗，剉，炒用 羌活去芦 防风去钗股 芎藭各一两 石斛洗去根，二两 丹参二两半 牛蒡②根二两半 牛膝酒浸，水洗，焙 杜仲去皮，剉如豆，炒令黑 桂枝不见火。各一两半 大麻子去皮，一升

上细剉，入绢袋盛宽贮之，用无灰酒一斛五升③，封渍七日，逾④日空心食前饮一盏，常醺⑤勿令吐。

防风汤 治中风内虚，脚弱语謇。

石斛洗去根，一两半 熟干地黄酒洒，九蒸九曝，焙干，秤 杜仲去皮，剉如豆，炒令黑 丹参各一两一分 防风去钗股 川芎洗 麦门冬用水浸，去心 桂枝不见火 川独活黄色如鬼眼者，去芦，洗，焙，秤。各一两

上为粗末。每服五钱，水一大盏半，枣二枚，同煎八分⑥，去滓温服。

竹沥汤 治中风入脾肝，经年四肢不遂，舌强语謇。

威灵仙去苗，洗 附子炮制⑦，去皮脐 桔梗炒 防风去钗股 蔓荆子拣 枳壳去瓤，细切，麸炒黄 川芎洗 当归洗去芦，薄切，焙，秤。各等分

上为粗末。每服四钱，水一盏，竹沥半盏，生姜三片，同煎至八分，去滓温服，日三四。忌茗⑧。

---

① 謇(jiǎn 减)：原作"蹇"，据文义改。
② 蒡：原作"房"，音近而误，据常例改。以下"蒡"字同。
③ 一斛五升：眉批谓：清钞、王刻作"一斗九升"。较合以上药量。
④ 逾：四库本、王本作"逐"，义长。
⑤ 醺：醉。
⑥ 同煎八分：四库本、王本作"同煎至八分"。
⑦ 制：繁体作"製"，京大本眉批谓当作"裂"。可从。
⑧ 茗：茶。

防己汤 治久风邪入肝脾二经，言语不传①。

汉防己 防风去钗股 桂心不见火 附子炮裂，去皮脐。各半两 威灵仙去苗，洗，三分 麻黄半两，去节

上为粗末。每服四钱，水一盏，引子半盏，煎至七分，去滓温服，日三四。引子用竹沥、荆沥、地黄汁各一盏，姜汁半盏，和匀用。

上四方庞先生传。

木瓜煎 治筋急项强不可转侧。

宣州木瓜二个，取盖去瓤 没药二两，研 乳香一分，乳钵②坐水盆中，研

上二味，纳木瓜中，用盖子合了，竹签定之，饭上蒸三四次，烂研成膏子。每服三五匙，地黄酒化下，生地黄汁半盏，无灰上醖③二盏和之，用八分一盏，热暖化膏。

有人患此病，自午后发，黄昏时定。予曰："此患必先从足起。《经》言：十二经络，各有筋，惟足少阴之筋，自足至顶④，大抵筋者肝之合也。日中至黄昏，天之阳，阳中之阴也。又曰：阳中之阴，肺也，自离至兑，阴旺阳弱之时。故《灵宝毕法》云：离至乾，肾气绝而肝气弱，肝肾二脏受阴气，故发于是时。"予授此方，三服而愈。

【点评】此节以卦位阐明时间。后天八卦之方位，离在上、在南，为午时；兑在右、在西，为酉时；乾在右下、在西北，为戌时、亥时。夜半一阳生，午时一阴生，是重阴必阳，重阳必阴的

---

① 传：四库本、王本作"转"。义长。

② 乳钵：研药的器物，似臼而小。

③ 无灰上醖(yùn 蕴)：不加入石灰的上等好酒。古人为控制酒酸度及便于久存而在酒内加石灰，但石灰能聚痰，所以合药须用无灰酒。醖，指酒。别本作"酿"，义同。

④ 足少阴之筋自足至顶：四库本、王本"阴"作"阳"，"顶"作"项"。据《灵枢·经筋》，足少阳经筋到头顶，足少阴经筋到项部，故"阴"无误，"顶"当作"项"。

自然规律。故曰："自离至兑，阴旺阳弱之时。"

同官歙丞张德操，常言其内子昔患筋挛，脚不能屈伸者逾年①，动则令人持②抱求医于泗水杨吉老。吉老云：此筋病也，宜服下三方，服一年而愈③。

地黄圆春夏服之　治筋极，养血。

熟干地黄酒洒，九蒸九曝，焙干，秤，十分　顽荆④一分　山茱萸五分，连核　地肤子　黑狗脊炙，去毛净，剉，焙　白术　干漆炒令烟出　蛴螬干炒　天雄炮，去皮　车前子各三分　草薢　山芋　泽泻　牛膝酒浸，水洗，焙干。各一两

上为细末，炼蜜和杵，圆⑤如梧子大。每服五十圆，温酒下，空心夜卧服。

羚羊角汤秋服之　治筋痹肢节束痛。

羚羊角镑　肉桂不见火　附子炮，去皮脐　独活黄色如鬼眼者，去芦，洗，焙，秤。各一两三钱半　白芍药　防风去钗股，炙　芎劳各一两

上为粗末。每服三大钱，水一盏半，生姜三片，同煎至八分，取清汁服，日可二三服。

乌头汤冬服之　治寒冷湿痹，留于筋脉，挛缩不得转侧。

大乌头炮，去皮脐　细辛去叶　川椒去目并合口，微炒，地上出汗　甘草炙　秦艽洗，去芦　附子炮，去皮脐　官桂不见火　白芍药各等⑥分　干姜炮　白茯苓　去皮　防风去钗股，炙　当归去芦，薄切，焙干。各一两　川独活黄色如

---

① 逾年：亦作"踰年"，谓时间超过一年。
② 持：原作"特"，据京大本眉批改。
③ 同官……而愈：本条原接于上条，据文义系另条，并接续下文三方，故予离断。
④ 顽荆：即栾荆。始载《图经本草》。较少使用。
⑤ 圆：原缺，据文义补。
⑥ 等：叶本作"七"，合理。

鬼眼者，去芦，洗，焙，秤，一两三钱半

上为粗末。每服三钱，水一盏半，枣二个，同煎至八分，去滓，空心食前服。

凡中风用续命、排风、风引、竹沥诸汤，及神精丹、茵芋酒之类，更加以灸，无不愈者。然此疾积习之久，非一日所能致[1]，皆大剂久而取效。《唐书》载王太后中风，喑[2]默不语，医者蒸黄耆数斛以熏之得瘥，盖此类也。今人服三五盏，便求效责医也，亦速矣。孟子曰：七年之病，三年之艾。久而后知尔。

小续命汤并增损法[3]

附子_{半两，炮，去皮脐} 防风_{一两半，去钗股} 黄芩_{去皮} 麻黄_{去根节} 桂_{去皮，生用} 甘草_炙 人参_{去芦} 防己 白芍药 芎䓖 杏仁_{浸汤，去皮尖，以上各一两}

上为粗散。每服五钱，水二盏，姜五片，煎一盏，去滓，非时[4]温服。若骨节烦痛有热者，去附子，倍芍药；精神恍惚者，加茯苓、远志各一两；烦心多惊者，加犀角半两；骨间冷痛者，倍用桂附；呕逆腹胀者，倍人参，加半夏一两；躁闷大便涩者，去附子，倍芍药，入竹沥一合煎；若脏寒下利者，去防己、黄芩，倍附子合前成一两，加白术一两。

排风汤

白鲜皮_{去心，洗，焙，秤} 芍药_{洗，焙} 桂_{去皮，不见火} 防风_{去钗股} 当归_{洗，焙} 川芎_{洗，焙} 甘草_炙 杏仁_{浸汤去皮尖及双仁者，麸炒令黄} 白术_{各二两} 茯神_{去皮、木} 麻黄_{去根节} 独活_{去芦，洗，焙，秤，以上各一两}

---

① 致：四库本、王本作"攻"。

② 喑：哑，不能说话。

③ 小续命汤并增损法：自此之下，"小续命汤并增损法……太一神精丹"，四库本、王本、叶本皆无。

④ 非时：无时，不限时。

上件同为末。每服三钱，水一盏半，姜三片，煎至八分，去滓，非时温服。

小风引汤

防风去钗股　独活去芦，洗，焙，秤　细辛去叶　川芎洗，焙　五味子拣　白茯苓去皮　人参去芦　白芍药　白术　甘草炙

上一十味，等分为末。每服三钱，水一盏，姜三片，杏仁五个去尖拍碎同煎等分，非时，去滓温服，如加麻黄、苁蓉、附子、当归、羚羊角五物等分，即**大风引汤**也。

《千金方》竹沥汤

竹沥二升　生葛汁一升　生姜汁三合

上三味，相和温暖，分三服，平旦、日晡、夜各一服。

《必用方》竹沥汤

秦艽去土，剉　独活黄色如鬼眼者，去芦，洗，焙，秤　防风洗，剉　附子炮，去皮脐，剉如指大。各一两

上四味，以水四盏，煎至二盏，入生地黄汁、淡竹沥各半盏，煎至四五沸，去滓。分四服，适温热服，空心日午临卧服。病势去，即以他药扶持，未愈再作。近世贵人用之，多有神效。

增损茵芋酒

茵芋叶　川乌炮，去皮　石楠叶　防风去钗股　川椒去目，微炒出汗　女萎　附子炮，去皮脐　细辛去叶　独活黄色如鬼眼者，去芦，洗，焙，秤　卷柏去根　肉桂去皮　天雄炮，去皮脐　秦艽去土　防己以上各一两　踯躅花二两　当归去芦，洗，酒浸，切，焙，二两　生干地黄二两　芍药一两

上一十八味，㕮咀，酒二斗渍之。冬七日，夏三日，春秋各五日，初服一合，渐增之，以知①为度，令酒气相续。

---

① 知：觉知，引申指病愈或好转。

太一神精丹 治客忤①霍乱，腹痛胀满，尸疰②恶风，癫狂鬼语，蛊毒妖魅，癥瘕积聚，温疟积久，百方不瘥，但是一切恶毒，无所不治。

丹砂_{元州、麻阳大块有墙壁者} 雌黄_{柳州叶子者} 雄黄_{武都水窟通明如鸡冠者，}先油煎九日九夜，三味以醶醋③浸之 曾青_{潼川飞乌④如蚯蚓屎、如⑤黄连者佳，用好酒}铜器渍，纸密封，曝百日，急用五日亦可，无日以火暖之 磁石_{各四两} 金牙_{二两半}

上六味，各捣罗如粉。以醶醋拌，使干湿得所，内⑥土釜⑦中，六一泥⑧固济⑨勿令泄气，候干，用铁三脚子_{用泥作三个柱子亦妙}，随釜之大小，高不过一尺五寸，其下置火⑩约三斤，以渐益之，常及五斤，只在合⑪底，不得过口，以五日火不绝为度。火尽，极冷水浸干泥令透，然后出之。药飞凝釜上，白如雪者为最，五色者佳，三色者次，下者一色。药飞不尽，与火如前。以雄鸡翼随多少扫取研匀，枣⑫膏圆如黍粒，平旦空腹浆饮下一圆，病甚加至二圆。口噤者以物斡⑬开，不可开者，琢去两齿，药下即治。男左女右，绛囊⑭带九刀圭，

----

① 客忤：旧俗以婴儿见生客而患病为客忤。
② 尸疰：亦作"尸注"，痨瘵病，病程缓慢且相互传染，相当于现代肺结核病。
③ 醶醋：同"酽醋"，浓醋。
④ 潼川飞乌：四川地名，辖地在今中江县及邻地。
⑤ 如：原作"加"，据眉批引抄本改。
⑥ 内："纳"的古字。
⑦ 釜：古代的一种锅。
⑧ 六一泥：以蚯蚓粪等配制、黏性强且火中不易开裂、炼丹时用以封炉的泥。下文有一常用配方。
⑨ 固济：严密粘合。
⑩ 火：此指火炭。
⑪ 合：同"盒"。此即指上文之"土釜"。
⑫ 枣：原作"束"，据底本旁批改。
⑬ 斡：原作"幹"，据底本眉批改。斡，通"掐(wò 卧)"，后作"挖"，挖开，撬开。
⑭ 绛囊：红色口袋。

小儿系头上，辟瘴毒恶时气射工①。小儿患，苦酒②和之，涂方寸纸着儿心腹上。

土釜，捣好甘土，绢筛，水和，纸筋作泥，随药多少为釜，阴三十日，曝三十日，日夕番③转，内釜糠中，四向土栏拥之，令糠周遍釜上下各七寸，从下焚之五日夜，去灰待冷，取拭令净，醋和黄丹如稀粥，扫其中厚一分，始入药，诸大丹皆用此釜，一具数十回用，不动。

或用瓦盆两枚，随其大小，用六一泥涂之。六一泥用赤石脂、牡蛎、滑石、矾石、黄矾各二两，取酸醋以足为度，先作甘土泥，各别裹五药作团，令勿泄气，火烧三日，出火破团各捣筛，然后与蚯蚓屎、卤土各二两，以醋和如稠粥，涂瓦盆中。无卤土以盐代之。《指迷方》中六一泥法，亦可参用。

铁弹圆④　治一切瘫痪风。

乳香<small>以乳钵坐水盆中研</small>　没药<small>各一两</small>　五灵脂<small>拣如鼠屎者，四两</small>

上先将乳香、没药于阴凉处，当风细研，更用研了麝香一钱，将下一⑤味为细末，然后同前二味再碾令匀，滴水为圆如弹子大。瓷合收，每服一粒，薄荷酒磨下，日三服。

黑神圆

草乌头<small>不去皮，生用</small>　五灵脂<small>拣如鼠屎者。各等分</small>

上为末，六月六日滴水为圆，如弹子大。四十岁以下⑥分六服，

---

① 射工：传说中有一种叫"蜮"的动物，能在水中含沙喷人的倒影，使人得病。

② 苦酒：醋。

③ 番：同"翻"。

④ 铁弹圆：底本眉批补"川乌一两半炮去皮尖"，京大本眉批补"川乌一两半"。按，铁弹丸宋后方书多见，药味有出入。《太平惠民和剂局方》卷一、《仁斋直指医方》卷三等书皆有川乌，可据补。

⑤ 一：原作"二"，上横似补笔。按，方中既当另有乌头，则作"二"可从。

⑥ 以下：叶本作"以下一圆"。

病甚一圆分二服，薄荷酒磨下，觉微麻为度。

定风饼子 治风客阳经，邪伤腠理，背脊强直，口眼㖞斜，体热恶寒，痰厥头痛，肉瞤筋惕，辛颊鼻渊，及酒饮过多，呕吐涎沫，头目眩晕，如坐车船。常服解五邪伤寒，辟雾露瘴气，爽慧神志，诸风不生。

天麻　川乌去皮尖　南星　半夏　川姜　川芎　白茯苓　甘草各等分，并生

上细末，生姜汁为圆，如龙眼大，作饼子，生朱为衣。每服一饼，细嚼，热生姜汤下，不拘时候，熙丰间王丞相常服，预防风疾神验。

茯神散 治胆虚冷，目眩头疼，心神恐畏，不能独处，胸中满闷。

茯神一两，去木　远志去心　防风去钗股　细辛去叶　白术　前胡去苗，洗　人参去芦　桂心不见火　甘菊花去萼梗　熟干地黄酒洒九蒸九曝，焙干，秤。各三分　枳壳半两，去穰，麸炒黄

上为细末。每服三钱，水一盏，生姜三片，同煎至六分，温服，不拘老幼皆宜服。

鳖甲圆 治胆虚不得眠，四肢无力。

鳖甲淡醋煮，去裙膜，洗，酸醋炙黄，秤　酸枣仁微炒，去皮，研　羌活去芦　黄芪蜜水涂，炙　牛膝浸酒，水洗，焙干　人参去芦　五味子拣。各等分

上为细末，炼蜜杵，圆如梧子大。每服三四十圆，温酒下。

补胆防风汤 治胆虚目暗，喉痛唾数，眼目眩冒，五色所障，梦见被人讼，恐惧，面色变青。

防风十分，去钗股　人参六分，去芦　细辛五分去叶　芎藭　甘草炙　茯神去木　独活黄色如鬼眼者，去芦，洗，焙，秤　前胡各八分，去苗，净洗

上为粗末。每服四大钱，水一盏半，枣二个，煎至八分去滓，食前服。

人参散　治胆虚常多畏恐，不能独卧，如人捕状，头目不利。

人参去芦　枳壳去穰，细切，麸炒黄　五味子拣　桂心不见火。各三分　柏子仁研　熟干地黄酒洒，九蒸九曝，焙干。各一两　山茱萸连核　甘菊花去萼梗　茯神去木　枸杞子各三分

上为细末。每服二钱，温酒调服。

醒后头虚晕发热方　治肝厥状如痫疾，不醒，呕吐。

麻黄去根节　钩藤取皮　石膏雪白硬者，不煅①　干葛　半夏曲　柴胡去苗，洗　甘草炙　枳壳去穰，麸炒黄　甘菊花去萼梗。各等分

上为粗末。每服四钱，水一盏半，生姜三片，枣一个，同煎至八分，去滓温服。

卷外②

灸中风口眼㖞斜不正者。家藏方

上于耳垂下麦粒大灸三壮，左引右灸，右引左灸。

防风散　治头目不清，神志不爽，常服去风明目。

防风去芦头　川芎　香白芷　甘菊花　甘草炙

上各等分，为细末。每服二钱，荆芥汤调下，食后。

乌香散　治阳虚上攻，头项俱痛不可忍者。

细辛去叶土　新茶芽炒　草乌头大者，去皮尖，炮裂，切如麻豆大，碎，盐

---

① 煆：当作"煅"，火烧令赤。本书后文统改为"煅"。

② 卷外：以下部分内容似为翻刻者所加。四库本、王本、叶本均无。后文同此。

炒。各等分

上件吹咀。每服二钱，入麝香末半钱，水一盏半，煎至八分，去滓温服，不拘时候。《海上方》茶芽四两，细辛、草乌各二两，或为细末，每服一大钱，茶清调下，临卧或食后。

卷第二

心小肠脾胃病

宜**远志圆** 治因惊语言颠错，不能服温药。

远志去心，洗，剉，炒令黄色 南星 白附子炮，微黄 白茯苓去皮 人参去芦 酸枣仁微炒，去皮研。各半两 金箔五片 朱砂水飞，半两，入麝香少许同研

上为细末，炼蜜圆如梧子大，朱砂为衣。每服三十圆，薄荷汤下，食后临卧服。

茯神散

茯神去木 熟干地黄酒洒，九蒸九曝，焙干，秤 白芍药 川芎 当归洗，去芦，薄切，焙干 白茯苓去皮 桔梗炒 远志去心，洗，剉，炒令黄色 人参去芦，以上各一两

上为细末。每服二钱，水一盏，灯心、枣①同煎至七分，不拘时候。

宋明远教授②母，七十四岁。因戎马③惊疾如上证，服此二方得力。

宁志膏

人参去芦，一两 酸枣仁微炒，去皮，研，一两 辰砂水飞，半两 乳香一

---

① 灯心枣：叶本作"灯心十茎，枣一枚"。

② 教授：职官名。宋、元以后府、州、县学的学官，掌学校课试等职。后亦用为对教书先生的尊称。

③ 戎马："戎"指兵器，"马"指战马。"戎马"合指从事征战的生活经历。

分，以乳钵坐水盆中，研

上为细末，炼蜜和杵，圆如弹子大。每服一粒，薄荷汤化下。

予族弟妇，缘兵火失心①，制此方与之，服二十粒愈。亲识多传去，服之皆验。

惊气圆　治惊忧积气，心受风邪，发则牙关紧急，涎潮昏塞，醒则精神若痴。

附子炮，去皮脐　南木香　白僵蚕去丝嘴，炒　花蛇酒浸，去皮、骨，炙橘红　天麻去芦　麻黄去根节。各半两　干蝎一两，去毒　紫苏子一两，淘洗天南星洗浸，薄切片，姜汁浸一夕，半两　朱砂水飞一分，留少许作衣

上为末，入研脑麝少许，同研极匀，炼蜜杵，圆如龙眼大。每服一粒，金银薄荷汤化下，温酒亦得。

此予家秘方也。戊申年，军中一人犯法，褫衣②将受刃，得释，神失如痴，予与一粒，服讫③而寐，及觉，病已失矣。江东④提辖张载扬，其妻因避寇，失心已数年，予授此方，不终剂而愈。又黄山沃巡检彦，其妻狂厥者逾年，更十余医而不验，予授此方，去附子加铁粉，亦不终剂而愈。铁粉非但化涎镇心，至如摧抑肝邪特异若⑤多恚怒⑥，肝邪太盛，铁粉能制伏之。《素问》言：阳厥狂怒，治以铁落饮。金制木之意也，此亦前人未尝论及。

辰砂远志圆　安神镇心，治惊悸，消风痰，止头眩。

石菖蒲去须，洗　远志去心，洗，剉，炒令黄色　人参去芦　茯神去木

---

①　失心：指精神失常。
②　褫（chǐ齿）衣：解下衣服。
③　讫：完结，终了。
④　江东：叶本作"山东"。
⑤　若：或。
⑥　恚怒：愤怒。

川芎　山芋　铁粉　麦门冬_{水浥①去心}　天麻　半夏曲　南星_{剉，骰子大，}_{麸炒黄}　白附子_{生。各一两}　细辛_{去叶}　辰砂_{水飞。各半两}

上为细末，生姜五两，取汁，入水煮糊，圆如绿豆大，别以朱砂为衣，干之。每服三五十粒，夜卧生姜汤送下，小儿减圆服②。

茯苓圆

辰砂_{水飞}　石菖蒲_{去须，洗}　人参_{去芦}　远志_{去心，洗，剉，炒令黄色}茯神_{去木}　白茯苓_{去木}　真铁粉　半夏曲　南星_{羊胆制。各等分}

上为细末，生姜四两，取汁，和水煮糊，圆如梧子大，别用朱砂为衣，干之。每服十粒，加至三十粒，夜卧生姜汤下。上二方，医官都君予常用以疗心疾，良验。

火府丹　治心经热，小便涩，及治五淋。

生干地黄_{二两}　木通_{削去粗皮，剉，研细末，秤入}　黄芩_{去皮。各一两}

上为细末，炼蜜杵，圆梧子大。每服三十粒，木通煎汤下。此药治淋涩脐下满痛。

壬戌年，一卒病渴，日饮斛③水，不食者三月，心中烦闷，时已十月，予谓必心经有伏热，与此丹数服，五十粒，温水下。越二日，不觉来谢，云：“当日三服渴止，又次日三服，饮食如故。”此本治淋，用以治渴，信知用药要在变通也。

七珍散　开胃养气进食。

人参_{去芦}　白术　黄芪_{蜜水涂，炙}　山芋　白茯苓_{去皮}　粟米_{微炒}甘草_{各一两，炙}

上为细末。每服二钱，水一盏，姜枣同煎，至七分。如大故④不

---

① 浥：湿润。
② 减圆服：王本、叶本皆作"减半服"。
③ 斛：四库本、王本均作"斗"，义胜。
④ 大故：重大变故。王本、叶本作"故"。

思饮食，加白扁豆一两蒸用，名八珍散。

予制此方，温平不热，每有伤寒疟疾中暑，得差①之后，用此以调脾胃，日三四服，十日外饮食倍常。

曲术圆　治脾元②久虚，不进饮食，停饮胁痛。

神曲十两，微炒　白术五两　干姜炮　官桂去粗皮，不见火。各三两　吴茱萸汤浸七次，焙　川椒去目并合口，微炒，地上出汗。各二两

上为细末，薄糊圆如梧子大。每服三五十圆，生姜汤下，食前稍空腹。有饮，加半夏曲二两。癸亥中，予作数剂自服，饮食倍进。

白术汤　和气调中进食。

白术　厚朴去粗皮，生姜汁炙　桂心不见火　桔梗炒　干姜炮　人参去芦　当归洗，去芦，薄切，焙干　茯苓去皮　甘草炙。以上各等分

上为粗末。每服四钱，水一盏半，枣二个，同煎至八分去滓，不拘时候。庞老方。

二神圆　治脾肾虚弱，全不进食。

破故纸四两，炒香　肉豆蔻二两，生

上为细末，用大肥枣四十九个，生姜四两，切片同煮，枣烂去姜，取枣剥去皮核用肉，研为膏，入药和杵，圆如梧子大。每服三十圆，盐汤下。

有人全不进食，服补脾药皆不验，予授此方，服之欣然能食。此病不可全作脾虚。盖因肾气怯弱，真元衰劣，自是不能消化饮食，譬如鼎釜之中，置诸米谷，下无火力，虽终日米不熟，其何能化？黄鲁直尝记服菟丝子，净淘酒浸曝干，日抄数匙以酒下，十日外饮啖③如

---

①　差："瘥"的古字。瘥，病愈。
②　脾元：叶本作"脾气"。
③　饮啖："喝"与"吃"。

汤沃雪①，亦知此理也。

温脾散

舶上茴香炒香　青皮去皮　陈艾　缩砂仁　桔梗炒　香白芷不见火　厚朴去粗皮，生姜汁炙。各一两　木香　白术　香附麸炒，春去皮。各半两　甘草一两半，炙　红豆　良姜　麦蘖　干葛各三两

上为细末。每服一钱，水一盏半，枣一个，煎至七分，食前温服。

肺肾经病

枣膏圆　肺之积名曰息贲②，在右胁下大如杯，令人洒淅③寒热，喘嗽，发痛疽。

葶苈去芦，隔纸炒香　陈橘皮去白　桔梗炒。各等分

上先以下二味为末，入葶苈研匀，煮肥枣肉和圆，如梧子大。每服五七圆，饮下。予尝患停饮，久积肺经，食已必嚏④，渐喘觉肺系急，服此良验。

五味子圆　平肺气补虚消饮。

五味子拣，二两　桂心不见火　大杏仁北来者，去皮尖，微炒　青皮去白　细辛去叶　人参去芦　槟榔煨。各一两　干姜炮　附子炮，去皮脐。各半两

上为细末，炼蜜圆如梧子大。每服三四十圆，酒或汤下，空心食

---

① 如汤沃雪：像用热水浇雪，比喻问题极易解决。此指消化力强。汤，热水；沃，浇。
② 息贲：病名。因肺气郁结、痰热壅遏所引起。证状包括右胁下有覆杯样块状物、胸背痛、吐血、发热恶寒、咳嗽、呕逆、呼吸急迫等。久病会转为肺痈。
③ 洒（xiǎn 显）淅：寒颤貌。
④ 嚏：叶本作"嗽"。

前日三服。

葶苈圆 定喘急肺积。

苦葶苈_{一两一分,隔纸炒香} 当归_{洗去芦,薄切,焙干} 肉桂_{去粗皮,不见火} 白蒺藜_{去角炒} 干姜_炮 川乌头_{炮去皮尖} 吴茱萸_{汤浸,焙七次} 大杏仁_{去皮尖,微炒} 鳖甲_{淡醋煮去裙膜,净洗,酸醋炙黄} 茯苓_{去皮} 人参_{去芦。各半两} 槟榔_{一两}

上为细末,煮枣肉和杵,圆如梧子大。每服二三十圆,姜枣汤下,日三四服,不拘时候。

紫金丹 治多年肺气喘急,呴①嗽晨夕不得眠。

信砒_{一钱半,研,飞如粉} 豆豉_{好者,一两半,水略润少时,以纸浥②干,研成膏}

上用膏子和砒同杵极匀,圆如麻子大。每服十五圆,小儿量大小与之,并用腊茶③清极冷吞下,临卧以知为度。

有一亲表妇人,患十年,遍求医者皆不效,忽有一道人货④此药,谩⑤赠一服,是夜减半。数服顿愈,遂多金丐⑥得此方。予屡用以救人,恃为神异。

细辛汤 治肺虚实不调,鼻塞多涕,咽中有涎而喘,项强筋急或痛。

细辛_{去叶} 半夏曲 茯苓_{去皮} 桔梗_{炒。各四钱} 桂枝_{去皮,不见火,三钱} 甘草_{二钱,炙}

上为粗末。每服四钱,水二盏,生姜四片,蜜半匙,同煎至七分,温服,日三服。

---

① 呴:同"齁(hōu)",指喘鸣音。
② 浥:此指用干纸吸去水分。
③ 腊茶:茶的一种。腊,取早春之义。以其汁泛乳色,与溶蜡相似,故也称蜡茶。
④ 货:卖。
⑤ 谩:随意地。
⑥ 丐:乞求。

升麻汤 治肺痈吐脓血作臭气，胸乳皆痛。

川升麻　桔梗炒　薏苡仁　地榆　牡丹皮　芍药　子芩刮去皮。各半两　甘草三分，炙

上细剉粗末，每服一两，水一升半，煎至五合去滓，日二三服。

五灵圆 治肺喘久而成息贲。

五灵脂拣如鼠屎者，二两半　木香半两　马兜铃去壳，炒，一分　葶苈苦者，隔纸炒香，一分

上为细末，枣肉和圆如梧子大。每服二十圆，生姜汤下，日三服。

脾恶湿，肾恶燥，如硫黄附子钟乳炼丹之类，皆刚剂，用之人[1]以助阳补接真气则可，若云补肾，则正肾所恶者。古人制方益肾，皆滋润之药。故仲景八味圆，本谓之肾气圆，以地黄为主，又如肾沥汤之类，皆正补肾经也。近世盛行香茸圆可补肾经，亦有数方具于后，肾沥汤具下版[2]。

道人深师**增损肾沥汤** 治风虚劳损挟毒，脚弱疼痹或不随；下焦虚冷，胸中微有客热，心虚惊悸，不得眠，食少失气味，日夜数过，心烦迫不得卧，小便不利又时复下，病似此者，服无不瘥，随宜增损之方。

黄芪蜜炙　肉苁蓉洗，酒浸，焙干，秤　赤石脂　地骨白皮去心　磁石火煅，醋淬八九次　枳实去瓤，麸炒，剉　防风去钗股　龙骨粘舌者　芍药　麦门冬水浥去心，焙，秤　人参去芦　熟干地黄九蒸九曝干，秤　茯神去木　当归水洗，酒浸一宿，切，焙　甘草炙　远志去心，洗，剉，炒黄色。各一两　桂心去皮，不见火　芎䓖各二两　生姜四两　五味子拣，三合　半夏一升，汤洗七次，去滑

---

① 人：叶本无。
② 下版：叶本、王本作"后"。

白羊肾一具　大枣三十枚，去核，《胡洽方》无黄芪以下八味并半夏，有黄芩为十五味

上二十三味，㕮咀。以水二斛煮羊肾，取汁一斛二升，纳诸药煮取四升，分为五服。不利下者，除龙骨、赤石脂；小便涩，以赤茯苓代茯神，加白术三两；多热，加黄芩一两；遗溺，加桑螵蛸二十枚。

蔡太师所服香茸圆

鹿茸酥炙黄，燎去毛　熟干地黄酒洒，九蒸九曝，焙干，秤。各二两　肉苁蓉酒浸，水洗，焙干　破故纸炒香　附子炮，去皮脐　当归洗去芦，薄切，焙干，秤。各一两　麝香一钱　沉香半两

上为末，入麝研匀，炼蜜杵，圆如梧子大。每服三五十圆，空心用盐汤下。

又方

鹿茸二两，酥炙黄，燎去毛　沉香　白芍药　人参去芦　熟干地黄酒洒，九蒸九曝，焙干，秤　苁蓉酒浸，水洗，焙干　牛膝酒浸，水洗，焙干　泽泻　大附子炮，去皮脐　当归洗去芦，薄切，焙干，秤。各一两　生干地黄一两　麝香一钱

上为细末，酒糊圆如梧子大。每服五十圆，盐酒盐汤下。

又方

熟干地黄酒洒，九蒸九曝，焙干，秤，五两　菟丝子四两，酒浸，曝干，用纸条子同碾，别末　鹿茸三两，酥炙黄，燎去毛　附子二两，炮，去皮脐　沉香一两

上为细末，入麝香半钱，炼蜜杵，圆如梧子大。每服三十圆至五十圆，盐酒或盐汤下。

椒附散

治肾气上攻，项背不能转侧。

大附子一枚，六钱以上者，炮，去皮脐，末之

上每末二大钱，好川椒二十粒，用白面填满，水一盏半，生姜七

片，同煎至七分，去椒入盐，通口①空心服。

一亲患项筋痛，连及背胛不可转，服诸风药皆不效。予尝忆千金髓②有肾气攻背项强一证③，予处此方与之，两服顿差。自尔与人皆有验。盖肾气自腰夹脊上至曹谿穴，然后入泥丸宫。曹谿一穴，非精于般运④者不能透，今逆行至此不得通，用椒以引归经则安矣。萧⑤气上达，椒下达。诗言："椒聊且"，"贻⑥我握椒"。皆此意也。

曹谿穴，即风府穴是也，在项发际上一寸大筋内宛宛中。治头痛颈项急，不得回顾，针入三分，禁不可灸，不幸使人失音。道家般运有夹脊双关图，令精气逆流，朝会于泥丸宫，泥丸即顶⑦心是也，名百会穴，是第一。

麋茸圆　治肾经虚，腰不能转侧。

麋茸一两，酥炙黄，燎去毛，无即以鹿茸代　舶上茴香半两，炒香　菟丝子酒浸，曝干，用纸条子同碾，取末，一两

上为末，以羊肾二对，法酒⑧煮烂去膜，研如泥，和圆如梧子大，阴干，如肾膏少，入酒糊佐之。每服三五十圆，温酒盐汤下。

戊戌年八月，淮南大水，城下浸灌者连月，予忽脏腑不调，腹中如水吼数日，调治得愈。自此腰痛不可屈折，虽颒面⑨亦相妨，服遍

---

① 通口：满口。

② 千金髓：即《千金髓方》，相传为孙思邈所撰，凡二十卷。《新唐书》有载。叶本"髓"作"方"。

③ 一证：叶本作"等证"。

④ 般运：同"搬运"，此为气功用语，指运行气机。

⑤ 萧：叶本作"肾"，是。

⑥ 贻：原作"赂"，据《诗·陈风·东门之枌》改。

⑦ 顶：原作"项"，据文义改。

⑧ 法酒：按官府法定规格酿造的酒。

⑨ 颒面：四库本、叶本作"颒面"，当从。"颒（huì 会）面"，洗脸。

药不效，如是凡三月。予后思之，此必水气阴盛，肾经感此而得，乃灸肾腧三七壮，服此药瘥。

肾腧二穴，在第十四椎下两傍①相去各一寸五分，与脐平。治虚劳羸瘦，耳聋，肾虚，水脏久冷，心腹膨胀，两胁满引，少腹急痛，目视䀮䀮②，少气溺血，小便浊出精，阴中疼，五劳七伤虚惫，脚膝拘急，足寒如冰，头重身热振栗，腰中四肢淫泺③，洞泄食不化，身肿如水，灸以年为壮。《针灸经》云：针入三分，留七呼，灸三壮④。

地黄圆 治肾虚或时脚肿，兼治脾元。

熟地黄酒洒，九蒸九曝，焙干，秤，二两半　肉苁蓉酒浸，水洗，焙干　白茯苓去皮　泽泻各三两　桂枝不见火　附子炮，去皮脐。各半两　五味子三两，拣　黄芪独茎者，蜜水涂，炙，一两

上为细末，炼蜜杵，圆如梧子大。每服四十圆至五十圆，空心酒下，食前再服。

青盐圆 治肾虚及足膝无力。

茴香三两，炒香　菟丝子四两　干山药二两　青盐一两

上将菟丝子洗淘，无灰酒浸，日中煎⑤七日，冬天近火煨之，曝干别末，将余药末和匀，酒糊圆如梧子大。每服三五十圆，盐酒盐汤下。予顷常服数年，壮力进食。有一妇人足軃曳⑥，因服此药，久之履⑦地如故。

---

① 傍：同"旁"。旁边，侧。
② 䀮(huāng 荒，又音 máng 盲)䀮：眼睛模糊不清的样子。
③ 淫泺：酸痛无力。
④ 肾腧……三壮：此段他本皆无。
⑤ 煎：王本作"曝"，义长。
⑥ 軃(duǒ 朵)曳：筋脉弛缓无力。
⑦ 履：踩，走。

补益虚劳方

五味子圆　治肝肾俱虚，收敛精气，补真戢①阳，充悦肌肤，进美饮食。

五味子拣　川巴戟酒浸，去心　肉苁蓉酒浸，水洗，焙干　人参去芦　菟丝子酒浸，曝干，用纸条子同碾，为末　熟地黄酒洒，九蒸九曝，焙干，秤　覆盆子　白术　益智仁炒　土茴香炒香　骨碎补洗去毛　白龙骨　牡蛎盐泥固济干，火烧通赤，去泥用，以上各等分

上为细末，炼蜜杵，圆如梧子大，焙干。每服三十圆，空心食前米饮下，日二三服。

人参圆　此药补精气止汗。平补五脏虚羸，六腑怯弱，充肌肤进饮食。

人参去芦　山芋　白术　白茯苓去皮　石斛去根，净，洗，细剉，酒炒　黄芪蜜水涂，炙，取头末　五味子拣。各一两

上为细末，炼蜜圆如梧子大。每服三十圆，空心食前饮下，久服不热，尤宜少年。

双和散　补血益气，治虚劳少力。

黄芪蜜涂，炙　熟地黄酒洒，九蒸九曝，焙干，秤　当归洗去芦，薄切，焙干　川芎各一两　白芍药二两半　官桂去粗皮，不见火　甘草炙。各三分

上为粗末。每服四大钱，水一盏半，生姜三片，肥枣一个，煎至八分，去滓服。予制此方，只是建中四物二方而已，每伤寒疟疾中暑大疾之后，虚劳气乏者，以此调治皆验，不热不冷，温而有补。

---

① 戢：收敛，收藏。

黑锡圆 此丹阳慈济真方。

黑铅　硫黄_{各三两}

谓如硫黄与黑铅各用三两，即以黑铅约八两，铫①内镕化，去滓苴②净尽，倾净地上，再于铫内熔以皮纸五重，撮四角如箱模样，倾黑铅在内，揉取细者于绢上，罗过大抵即损绢，须连纸放地上，令稍温，纸焦易之，下者居上，将粗铅再熔再揉再罗，取细者尽为度，秤重三两，即以好硫黄三两研细拌铅沙令匀，于铫内用铁匙不住搅，须文武火不紧不漫，俟相乳入③倾在净砖上。

舶上茴香_{炒香}　附子_{炮去皮脐}　胡芦巴_{微炒}　破故纸_{炒香}　川楝肉_{去核微炒}　肉豆蔻_{各一两}　巴戟_{去心}　木香　沉香_{各半两}

上将砂子研细，余药末研匀入碾，自朝至暮，以黑光色为度，酒糊圆如梧子大，阴干，布袋内揉④令光莹。如丈夫元脏虚冷，真阳不固，三焦不和，上热下冷，夜梦鬼交，觉来盗汗，面无精光，肌体燥涩，耳内虚鸣，腰背疼痛，心气虚乏，精神不宁，饮食无味，日渐瘦悴，膀胱久冷，夜多小便；妇人月事愆期⑤，血海久冷，恶露不止，赤白带下，及阴毒伤寒，面青舌卷，阴缩难言，四肢厥冷，不省人事，急用枣汤吞一二百圆，即便回阳，命无不活。俱⑥是一切冷疾，盐酒盐汤空心吞下三四十圆，妇人艾醋汤下。此药大能调治荣卫，升降阴阳，安和五脏，洒陈六腑，补损益虚，回阳返阴，功验神圣。

石斛散 治虚劳羸瘦乏力可⑦食，倦怠多惊畏。

---

① 铫(diào 吊)：煮开水熬东西用的器具。

② 滓苴：即渣滓。"苴"，后作"渣"。

③ 乳入：融入。

④ 揉(tú 涂)：揩擦。

⑤ 愆(qiān 迁)期：过期，推后。

⑥ 俱：旁批作"若"。疑为"但"字形误。

⑦ 可：四库本、王本作"不"。

石斛四钱，去根，净洗，细剉，酒炒　牛膝酒浸，水洗，焙干　柏子仁去皮，研　五味子拣　远志去心苗，洗，剉，炒黄色　木香　杏仁去皮尖，炒令香熟　肉苁蓉酒浸，水洗，焙干　诃子肉炮　青橘皮去白　柴胡去苗，净洗　人参去芦　熟地黄酒洒，九蒸九曝，焙干，秤。各三钱　茯苓四钱，去皮　甘草二钱，炙　干姜一钱，半炮　神曲碎，炒　麦蘖各六钱

上为细末。每服二钱，米饮调下，食前，日二三服。

八仙丹　治虚损，补精髓，壮筋骨，益心智，安魂魄，令人悦泽，驻颜轻身，延年益寿，闭固天癸。

伏火朱砂　真磁石　赤石脂　代赭石　石中黄　禹余粮五味并火煅醋淬　乳香乳钵坐水盆中，研　没药各一两

上为细末，匀研极细，糯米浓饮圆如梧子大，或如豆大。每服一粒，空心盐汤下。有人年几①七旬，梦漏羸弱，气惙惙然②，虚损，得此方服之，顿尔强壮，精气闭固，饮食如旧。予常制自服，良验。

头痛头晕方

川芎散　治风眩头晕。

山茱萸一两　山蓣　甘菊花去萼梗　人参去芦　茯神去木　小川芎各半两

上细末。每服二钱，酒调下，不拘时候，日三服，不可误用野菊。庞先生方

钩藤散　治肝厥头晕，清头目。

钩藤　陈皮去白　半夏汤浸洗七遍，薄切，焙干　麦门冬略用水渍去心

---

① 几：将近，差一点。
② 惙（chuì）惙然：衰疲貌。

茯苓_{去皮} 茯神_{去木} 人参_{去芦} 甘菊花_{去蒂梗} 防风_{去钗股。各半两} 甘草_{一分，炙} 石膏_{一两，生}

上为粗末。每服四钱，水一盏半，生姜七片，煎八分，去滓，温服。

宜玉真圆 治肾气不足，气逆上行，头痛不可忍，谓之肾厥，其脉举之则弦，按之石坚。

硫黄_{二两} 石膏_{硬者不煅，研} 半夏_{汤浸七次。各一两} 硝石_{一分，研}

上为细末，研匀，生姜汁糊圆如梧子大，阴干。每服三十圆，姜汤或米饮下，更灸关元穴百壮，《良方》中硫黄圆亦佳。

关元穴 在脐下三寸，小肠之募，脾经肝经肾经三阴之会，又名下纪。治脐下疠痛①，小便赤涩，不觉遗沥，或小便处痛如散火状，或溺血暴疝痛，脐下结血，状如覆杯，转胞不得尿，妇人带下瘕聚，因产恶露不止，月脉断绝，下经冷，可灸三百壮。

硫黄圆_{沈存中方} 治头痛。

硫黄_{二两，研细} 硝石_{一两}

上，水圆如指头大。空心腊茶嚼下。

予中表兄，病头风二十余年，每发头痛如破，数日不食，百方不能疗。医田滋见之，曰：老母病此数十年，得一药遂愈。就求之，得十圆，日服一枚。十余日，滋复来，云：头痛平日食何物即发？答云：最苦饮酒食鱼。滋取鱼酒令恣②食。云：服此药十枚，岂复有头痛耶？如其言食之，竟不发，自此遂差。予与滋相识数岁，临别以此方见遗。陈州怀医有此药圆，如梧桐子大，每服十五圆，着腊懵冒③者冰冷水服，下咽即豁然清爽，伤冷即以沸艾汤下。

---

① 疠痛：腹中急痛。后世作"绞痛"。
② 恣：放纵，无拘束。
③ 着腊懵冒：着凉头昏沉。

《素问》云："头痛巅疾，下虚上实，过在足少阴巨阳，甚则入肾。徇①蒙招摇，目瞑耳聋；下实上虚，过在足少阳厥阴，甚则入肝。"下虚者肾虚也。故肾厥则头痛；上虚者肝虚也，故肝虚则头晕。狗蒙②者，如以物蒙其首，招摇不定，目眩耳聋，皆晕之状也。故肝厥头晕，肾厥巅痛不同如此，治肝厥，钩藤散在前。

治气虚头疼方③

大附子一个，剜去心，全蝎二个，入在内，以取附子末，同钟乳一分，面少许，水和裹炮熟，都碾为末，以焦黄为度，葱茶调下一钱或半钱。甚效④。

又方

大川芎二个，剉作四片　　大附子一个，和皮生为末

上以水和附子末如面剂，裹芎作四处，如附子末少，入面少许⑤，裹毕，以针穿数孔子，用真脑麝⑥熏有穴处，内香再捻合穴子，如未觉内有香，即再熏一炷，细罗灰，用铫子⑦内⑧热灰炮熟末之。每服半钱，葱茶调下，不拘时候。右泗医杨吉老二方，神良。

又方⑨

好川芎半两为末，每服二钱，腊茶清调下，甚捷。曾有妇人产后头痛，一服愈。

白芷圆　治气虚头晕。

---

① 徇：原作"狗"，据《素问·五脏生成篇》改。
② 狗蒙：同"徇蒙"，中医指目瞬动而蒙昧不明。徇，通"眴"，目眩。
③ 方：原无，据体例补。
④ 甚效：底本模糊不清，据王本补。
⑤ 少许：原脱，据叶本补。
⑥ 脑麝：龙脑、麝香之合称。
⑦ 铫子：一种大口、有柄的煮器，用砂土或金属制成。常用来煎药或煮茶等。
⑧ 内：同"纳"，放入，置入。
⑨ 又方：原批语作："又方：治肾虚头痛，一物川芎散。"

白芷_{不见火} 石斛_{去根，净洗，细剉，酒炒} 干姜_{炮。各一两半} 细辛_{去叶} 五味子_拣 厚朴_{姜汁炙} 茯苓_{去皮} 肉桂_{去粗皮，不见火} 防风_{去钗股} 甘草_炙 陈皮_{各一两，去白} 白术_{一两一分}

上为细末，炼蜜圆如梧子大。每服三十圆，清米饮下，不饥不饱服。

乡人邵致远，年八十有三，有此疾，得此方，数服即愈。渠云杨吉老传。

白附子散 治风寒客于头中，偏痛无时，久之牵引两目，遂致失明。

白附子_{一两，炮} 麻黄_{不去节} 川乌_{炮去皮尖} 南星_{各半两，炮} 全蝎_{五个，去毒} 干姜_炮 朱砂_{水飞} 麝香_{各一分}

上为细末。酒调一字①服之，去枕少时，此方见《必用方》。

庚寅年，一族人患头痛不可忍，一服即差。

羚羊角散 治一切头旋，本因体虚风邪乘于阳经，上注于头面，遂入于脑，亦因痰水在于胸膈之上，犯大寒使阳气不行，痰水结聚，上冲于头目，令头旋。

羚羊角_镑 茯神_{去木。各一两} 芎藭 防风_{去钗股} 半夏_{汤洗七次} 白芷_{不见火} 甘草_{炙。各半两} 枳壳_{去穰，细剉，麸炒} 附子_{炮，去皮脐。各三分}

上为粗末。每服四钱，水一盏半，生姜半分，漫火煎至七分，去滓，不拘时候温服。

养正丹 治虚风头旋，吐涎不已。

黑铅 水银 舶上硫黄_{水飞} 朱砂_{各一两，水飞}

上用建盏一只，火上熔铅成汁，次下水银，用柳枝子打匀，取下

---

① 一字：古人以五铢钱为药匕，平抄取药末为一钱匕；钱有四字，一字则为四分之一钱匕。

放少时，下二味末打匀令冷，取下研为粉，用米饮圆或用枣肉圆，如梧子大。每服三十粒，盐汤下。此药升降阴阳，补接真气，非止头旋而已。

黑龙圆 治一切中风头疼。

天南星 川乌各半斤，黑豆熏①三次 石膏半斤 麻黄去根节 干薄荷各四两 藁本去芦，洗 白芷不见火。各二两 京墨一两半

上为细末，炼蜜杵，圆如弹子大。每服一圆，薄荷茶汤嚼下。

---

① 熏：四库本、王本、叶本作"蒸"。

卷第三

风寒湿痹白虎历节走注诸病

续断圆 治风湿四肢浮肿，肌肉麻痹，甚则手足无力，筋脉缓急。宜续断圆。都君予方。

川续断洗，椎去节，剉，焙　萆薢　当归洗去芦，薄切，微炒　附子炮，去皮脐　防风去钗股　天麻各一两　乳香乳钵坐水盆中，研　没药各半两　川芎三分

上为细末，炼蜜圆如梧桐子大。每服三四十圆，酒或饮下，空心食前。

增损续断圆 治荣卫涩少，寒湿从之，痹滞关节不利而痛者。杨吉老方。

川续断洗，推去筋，剉，焙　薏苡仁　牡丹皮　山芋　桂心不见火　白茯苓去皮　黄芪蜜炙　山茱萸连核　石斛去根，净洗，细剉，酒炒　麦门冬用水渫去心。各一两　干地黄九蒸九曝，焙干，秤，三两　人参去芦　防风去钗股，炙　白术炮　鹿角胶各七钱

上为细末，炼蜜圆如梧子大。每服三四十圆，温酒下，空心食前。

川乌①粥法 治风寒湿痹，麻木不仁。

川乌生，去皮尖，为末

---

① 川乌：原脱，据叶本补。

上用香熟白米作粥半碗，药末四钱，同米用漫火熬熟，稀薄，不要稠，下姜汁一茶脚①许，蜜三大匙，搅匀，空腹啜之，温为佳。如是中湿，更入薏苡仁末二钱，增米作一中碗服。

　　此粥大治手足四肢不随，痛重不能举者，有此证预服防之。左氏云："风淫末疾。"谓四肢为四末也，脾主四肢，风邪客于肝则淫脾，脾为肝克，故疾在末。谷气引风湿之药，径入脾经，故四肢得安，此阳剂②极有力。予常制此方以授人，服者良验。

　　【点评】"左氏云：风淫末疾。"语出《左传·昭公元年》："阴阳风雨晦明，天之六气也。阴淫寒疾，阳淫热疾，风淫末疾，雨淫腹疾，晦淫惑疾，明淫心疾，是六气者乃人生致疾之原也。"关于"风淫末疾"，晋代杜预解释为："末，四支（肢）也。风为缓急。""缓急"，犹言"瘕疭"，谓筋脉或抽紧或弛缓。唐代孔颖达做"疏证"时注谓："贾逵以末疾为首疾，谓风眩也。"二说各有其理。

　　薏苡仁散　治湿伤肾，肾不养肝，肝自生风，遂成风湿，流注四肢筋骨，或入在肩髃，肌肉疾痛，渐入在指中。

　　薏苡仁一两　当归洗去芦，薄切，焙干　小川芎　干姜炮　甘草炙　官桂去粗皮，不见火　川乌炮，去皮尖　防风去钗股　茵芋去梗，剉，炒用　人参去芦　羌活去芦　白术　麻黄去根节　独活黄色如鬼眼者，洗去芦，焙，秤。各半两

　　上为细末。每服二钱，空心临卧酒调下，日三服。

　　芎附散　治五种痹，腿并臂间发作不定，此脾胃虚，卫气不温分

---

　　①　脚：叶本作"匙"。茶脚就是唐宋所用"茶匙"，是取茶叶、点茶或调茶的工具。一茶匙约5ml或稍多。

　　②　阳剂：四库本、王本作"汤剂"。义长。

肉，为风寒湿所着。

小川芎　附子炮，去皮脐　黄芪蜜炙　白术　防风去钗股　当归洗去芦，薄切，焙干　熟干地黄酒酒，九蒸九曝，焙，秤　桂心不见火　柴胡去苗，净洗　甘草炙。各等分

上为粗末。每服四钱，水一盏半，生姜三片，枣一个，同煎至七分，去滓，食前日三服。常服不生壅热，兼消积冷。

麝香圆　治白虎历节[1]，诸风疼痛，游走无定，状如虫啮[2]，昼静夜剧，及一切手足不测疼痛。

川乌大八角者三个，生　全蝎二十一个，生　黑豆二十一粒，生　地龙半两，生

上为细末，入麝香半字[3]，同研匀，糯米糊为圆，如绿豆大。每服七圆，甚者十圆，夜卧令膈空，温酒下，微出冷汗一身，便差。

予得此方，凡是历节及不测疼痛，一二服便差。在歙川日，有一贵家妇人，遍身走注疼痛，至夜则发，如虫啮其肌，多作鬼邪治。予曰：此正历节病也，三服愈。

麻黄散　历节宜发汗。

麻黄一两一分，去根节　羌活一两，去芦　黄芩三分，去皮　细辛真华阴者去叶　黄芪各半两，蜜炙

上为粗末。每服五钱，水二盏，煎至八分，去滓温服，接续三四服，有汗畏风。

茵芋圆　治历节肿满疼痛。

茵芋去梗，剉用　朱砂水飞　薏苡仁各一分　牵牛子一两半　郁李仁半两，去皮尖，微炒

———————

① 白虎历节：关节疼痛之疾，属痹证、痛风范围。
② 啮：咬。
③ 半字：一钱匕的八分之一。

上为细末，炼蜜杵，圆如梧子大，轻粉衮①为衣。每服十圆至十五圆至二十圆，五更初温水下，到晚未利，可再一二服，快利为度，白粥将息②。

牛蒡子散 治风热成历节，攻手指，作赤肿麻木，甚则攻肩背两膝，遇暑热或大便秘即作。

牛蒡子三两，隔纸炒 新豆豉炒 羌活各一两，去芦 干生地黄二两半 黄芪一两半，蜜炙

上为细末。汤调二钱服，空心食前，日三服。此病多胸膈生痰，久则赤肿，附着肢节，久而不退，遂成历风，此孙真人所预戒也，宜早治之。历风，即怒历贼风伤于五脏也。《千金方》第八卷贼风第三篇中载：皆云五脏虚寒，历风所损，随其病状，各有灸治甚详。

蓖麻法 治历风手指挛曲，节间疼不可忍，渐至断落。

蓖麻去皮 黄连剉，如豆。各一两

上以小瓶子入水一升同浸，春夏三日，秋冬五日，后取蓖麻子一粒，擘破，面东以浸药水吞下，平旦服，渐加至四五粒，微利不妨，水少更添，忌动风物，累用得效神良。

柏叶散 治历风。

柏叶 麻黄去根节 山栀子去皮 枳壳去穰，剉，麸炒 羌活去芦 羊肝石 白蒺藜炒，去角 升麻 子芩去皮 防风去钗股 牛蒡子隔纸炒 荆芥穗 芫蔚子 大黄湿纸裹，甑上蒸。各半两 苦参一两 乌蛇一条酒浸，去皮骨，焙干

上为细末。每服二钱，温水调下，日七八服。庞老方。

绿灵散 治肺毒疮③，如大风疾。

---

① 衮：同"滚"。王本、叶本即作"滚"。
② 将息：调养休息。
③ 肺毒疮：王本、叶本作"风毒疮"。

用桑叶洗熟蒸日干为末。水调二钱服，日四五，无时。出《经验方》。

趁①痛圆 治走注历节，诸风软痛，卒中倒地，跌扑伤损。

草乌头三两，不②去皮尖 熟地黄酒洒，九蒸九曝，焙干 南星炮 半夏曲 白僵蚕去丝、嘴 乌药各半两，并日干

上为细末，酒糊圆如梧子大，日干。每服五七粒，空心夜卧温酒下。如跌扑痛，用姜汁和酒研十数粒搽之；如卒中倒地，姜汁茶清研五六圆，灌下立醒。大知禅师方。

乌头圆 治宿患风癣，遍身黑色，肌体如木，皮肤粗涩及四肢麻痹，宜服乌头圆。

草乌头一斤，入竹笋子内以水浸，用瓦子于笋内，就水中浇洗，如打菱角法，直候浇③洗去大皮及尖，控起令干，用麻油四两，盐四两，入铫内炒令深黄色，倾出油，只留盐并乌头，再炒令黑色，烟出为度，取一枚劈破，心内如米一点白恰好也，如白多再炒，趁热杵罗为末，用醋糊圆如梧子大，干之。每服三十圆，空心晚食前，温酒下。

真州资福④文雅白老，元祐间有此疾，服数年，肌体黑黯⑤顿除，脚力强健，视听不衰。有一宗人，遍身紫癜风，身如墨，服逾年，体悦泽，教予服之，亦得一年许，诸风疹疮皆除，然性差⑥热，虽制去毒，要之五七日作乌豆粥啜之为佳。

乌豆粥载《豫章集》十九卷中

大乌豆一升，隔宿洗净用七升水浸，明日入油一升，炭火煅至

---

① 趁：逐。
② 不：叶本作"生"。
③ 浇：浸渍。
④ 资福：叶本作"资福寺"。
⑤ 黯：同"黚"，皮肤黑斑。
⑥ 差：略微，比较。

晚，当糜烂，可煮三升米，极熟下豆，入白糖一斤和匀，入生姜棋子四两，啜之。

风痰停饮痰癖嗽

化痰圆　治停痰宿饮。

半夏汤洗七次，别末　人参去芦　白茯苓去皮　白术　桔梗切作小块，姜汁浸。各一两　枳实去穰，麸炒　香附子麸炒，舂去皮　前胡去苗，净洗　甘草炙。各半两

上细末，用半夏姜汁煮糊圆如梧子大。每服三四十圆，姜汤下。

三生圆　治中脘风涎痰饮，眩瞑呕吐酸水，头疼恶心。

半夏二两　南星　白附子各一两

上并生为末，滴水圆如梧子大，以生面衮衣，阴干。每服十圆至二十圆，生姜汤下。

旋覆花汤　治心腹中脘痰水冷气，心下汪洋嘈杂，肠鸣多唾，口中清水自出，胁肋急胀，痛不欲食，此胃气虚冷所致。其脉沉弦细迟。

旋覆花拣去梗　细辛去叶　橘皮去白　桂心不见火　人参去芦　甘草炙　桔梗炒　白芍药　半夏汤洗七次。各半两　赤茯苓三分，去皮

上为粗末。每服四钱，水一盏半，生姜七片，煎至八分，去滓温服。

槟榔圆　治心下停饮冷痰，头目晕眩，睡卧口中多涎。

槟榔三分　丁香一分，不见火　半夏汤洗七次，一两　细辛去叶　干姜炮　人参各半两，去芦

上为细末，姜汁煮糊圆如梧子大。每服二三十圆，姜汤下，日三服。

干姜圆《圣惠方》 治酒癖停饮吐酸水。

干姜炮 葛根 枳壳去穰，剉，麸炒 橘红 前胡去苗，净洗。各半两 白术 夏曲各一两 甘草炙 茱萸汤泡七次，焙。各一分

上为细末，炼蜜圆如梧子大。每服三十圆，用饮下。甲寅年服上二方有验。

芫花圆 治积聚停饮，痰水生虫，久则成反胃，及变为胃痛，其说在《灵枢》①及《巢氏病源》。

芫花醋制干，秤，一两 干漆炒令烟尽 狼牙根 桔梗炒黄 藜芦炒 槟榔各半两 巴豆十个，炒微黑黄

上为细末，醋糊圆如赤豆大。每服二三圆，加至五七圆，食前姜汤下。

第六卷②《病能论》云：黄帝问曰：人病胃脘痈者，诊当何如？岐伯对曰：诊此者当得胃脉，其脉当沉细。沉细者气逆，逆者人迎甚盛，甚盛则热。人迎者，胃脉也。逆而盛，则热聚于胃口而不行，故胃脘为痈也。

此方常服化痰消坚杀虫。予患饮癖三十年，暮年多嘈杂，痰饮来潮即吐，有时急饮半杯即止，盖合此证也。因读《巢氏病源论》酒癖云：饮酒多而食谷少，积久渐瘦，其病常思酒，不得酒则吐，多睡不复能食。是胃中有虫使然，名为酒癖。此药治之，要之须禁酒即易

———————

① 《灵枢》：以下引文出《素问》，误。

② 第六卷：《素问·病能论》一篇王冰传二十四卷本《素问》在第十三卷，元刊十二卷本在第七卷。传世古医书《病能论》见于第六卷的只有张介宾《类经》，因而本条可能为明人所增，实出《类经》。

治，不禁无益也。

《巢氏病源论》第十九卷《论积聚癥瘕》中载：人之积聚癥瘕，皆由饮食不节，脏腑虚弱而生，久则成形云。

昔曾有人共奴俱患鳖瘕，奴死后腹中得一白鳖，有人乘白马来看此鳖，白马遗尿，随落鳖上，鳖即缩头及脚，寻以马尿灌之，即化为水。其主曰：吾将差矣。即服之，果得瘥①。

予平生有二疾，一则脏腑下血，二则膈中停饮，下血有时而止，停饮则无时。始因年少时夜坐为文，左向伏几案，是以饮食多坠向左边，中夜以后稍困乏，必饮两三杯，既卧就枕，又向左边侧睡，气壮盛时，殊不觉。三五年后，觉酒止从左边下，漉漉有声，胁痛，饮食殊减，十数日必呕数升酸苦水，暑月只是右边身有汗，漐漐②常润，左边病处绝燥，遍访名医及海上方服之，少有验。间或中病，只得月余复作，其补则如天雄、附子、矾石，其利则如牵牛、甘遂、大戟，备尝之矣。予后揣度之，已成癖囊，如潦水③之有科臼④，不盈科不行，水盈科而行也，清者可行，浊者依前淳滀，盖下无路以决之也。是以积之五七日必呕而去，稍宽数日复作。脾，土也，恶湿，而水则流湿，莫若燥脾以胜湿，崇土以填科臼，则疾当去矣。于是悉屏诸药，一味服苍术，三月而疾除。自此一向服数年，不吐不呕，胸膈宽，饮啖如故，暑月汗周身而身凉，饮亦当中下。前此饮渍其肝，目亦多昏眩，其后灯下能书细字，皆苍术之力也。其法苍术一斤，去皮切末之，用生油麻半两，水二盏，研

----

① 《巢氏病源论》……果得瘥：此两节，四库本、王本、叶本皆无。

② 漐（zhí 执）漐：汗浸出不住貌。

③ 潦水：雨后的积水。

④ 科臼：窠臼。此指地上的水坑。

滤取汁，大枣十五枚，烂煮去皮核研，以麻汁匀研成稀膏，搜和入臼熟杵，圆梧子大，干之。每日空腹用盐汤吞下五十圆，增至一百圆、二百圆，忌桃李雀鸽。初服时必膈微燥，且以茅术制之，觉燥甚，进山栀散一服，久之不燥矣。予服半年以后，只用燥烈味极辛者，削去皮不浸极有力，亦自然不燥也。山栀散用山栀子一味，干之为末，沸汤点服①。故知久坐不可伏向一边，时或运动，亦消息②之法。

紫苏散　治肺感风寒作嗽。

紫苏叶　桑白皮_{洗净，蜜涂，炙黄}　青皮_{去白}　五味子_拣　杏仁_{去皮尖，炒}　麻黄_{去节}　甘草_{炙。各等分}

上细末。每服二钱，水一盏，煎至七分，温服。

诃子汤　利膈去涎，思食止嗽。

诃子_{煨，去核}　青皮_{去白}　麦门冬_{水浸去心。各半两}　槟榔_{四个}　半夏_{三分，汤浸七次}　甘草_{一分，炙}

上为粗末。每服四钱，水二盏，生姜七片，同煎至七分，去滓温服，日二三服。

贝母汤　治诸嗽久不瘥。

贝母_{一两，去心，姜制半日，焙}　黄芩_{生去皮}　干姜_{生。各一两}　陈皮_{去白}　五味子_{各一两，拣}　桑白皮_{洗净，蜜炙黄}　半夏_{汤浸七次}　柴胡_{去苗，净洗}　桂心_{不见火。各半两}　木香_{一分}　甘草_{一分，炙}

上为粗末。每服五钱，水一盏半，杏仁七个，去皮尖碎之，生姜七片，同煎至七分，去滓热服。黄师文云：戊申冬有姓蒋者，其妻积年嗽，制此方授之，一服差。以此治诸嗽，悉皆愈。

---

① 点服：犹言"冲服"。用沸水快速冲兑药末然后服用的方法。

② 消息：斟酌，增减，引申指调理。

积聚凝滞五噎膈气

缠金丹 大抵治积，或以所恶者攻之，以所喜者诱之，则易愈。如硇砂、水银治肉积；神曲、麦蘖治酒积；水蛭、虻虫治血积；木香、槟榔治气积；牵牛、甘遂治水积；雄黄、腻粉治涎积；礞石、巴豆治食积，各从其类也。若用群队之药分其势，则难取效。许嗣宗[①]所谓譬犹猎不知兔，广络原野，冀一人获之，术亦疏矣。须是认得分明，是何积聚，然后增加用药。不尔，反有所损。嗣宗自谓不著书，在临时变通也。治五种积气及五噎，胸膈不快，停痰宿饮。

丁香 木香 沉香 槟榔 官桂去粗皮，不见火 胡椒 硇砂研 白丁香各一钱 肉豆蔻 飞矾各一分 马兜铃炒 南星炮 五灵脂拣如鼠屎者，陶[②]去沙石，日干 瓜蒌根 半夏汤洗七次。各半两 朱砂三分，水飞，留半为衣

上为细末，入二味研药和匀，生姜汁煮糊圆如梧子大。每服三圆，生姜汤下，或干嚼萝卜下。

枳壳散 治心下蓄积痞闷，或作痛，多噫，败卵气。

枳壳去穰，剉，麸炒 白术各半两 香附子一两，麸炒，舂去皮 槟榔三钱

上为细末，每服一[③]钱，米饮调下，日三服，不拘时候。庞老方。

诃子圆 治伏积注气，发则喘闷。

诃子去核 白茯苓去皮 桃仁去皮尖，炒 枳壳去穰，剉，麸炒 桂心不见火 槟榔 桔梗炒 白芍药 川芎洗 川乌炮，去皮尖 人参去芦 橘红 鳖甲淡醋煮去裙膜，洗净，酸醋炙黄。各等分

---

① 许嗣宗：即许胤宗，唐代名医。宗人避太祖赵匡胤讳改。
② 陶：同"淘"，洗。
③ 一：王本、叶本作"二"。

上为细末，炼蜜杵，圆如梧子大。酒下二十圆，熟水①亦得。

硇砂圆 治一切积聚，有饮心痛。

硇砂研 荆三棱剉末 干姜炮 白芷不见火 巴豆出油。各半两 大黄别末 干漆各一两，剉，炒令烟尽 木香 青皮去白 胡椒各一分 槟榔 肉豆蔻各一个

上为细末，酽醋②二升，煎巴豆五七沸，后下三棱、大黄末，同煎五七沸，入硇砂同煎成稀膏，稠稀得所③，便入诸药和匀杵，圆如绿豆大。年深气块，生姜汤下四五圆；食积熟水下；白痢干姜汤下；赤痢甘草汤；血痢当归汤，葱酒亦得。

紫金丹 治男子、妇人患食劳、气劳，遍身黄肿，欲变成水肿，及久患疼癖，小肠膀胱，面目悉黄。

胆矾三两 黄蜡一两 青州枣五十个

上于瓷合内用头醋五升，先下矾枣，漫火熬半日以来④，取出枣去皮核，次下蜡一处，更煮半日如膏，入好腊茶末二两同和，圆如梧子大。每服二三十圆，茶酒任下，如久患肠风痔漏，陈米饮下。

宗室赵彦才下血，面如蜡，不进食，盖酒病也。授此方服之，终剂而血止，面色鲜润，食亦倍常。新安有一兵士亦如是，与三百粒，作十服，亦愈。

感应圆 治沉积。此用丁香、木香，皆少于《官局方》一两，盖欲速于去积，若常服或老幼怯弱之疾，尚当审之。

丁香 木香各半两 干姜一两，炮 百草霜二两，研 肉豆蔻二十个

---

① 熟水：宋元时期流行的一种日常保健饮品，多用香药配制，常见的有紫苏熟水、沉香熟水等。

② 酽（yàn 验）醋：醇浓之醋。

③ 得所：得宜，适中。

④ 以来：以上，左右。

巴豆六十粒，取霜　杏仁一百四十个，去皮尖　麻油一两，秋冬增半两，减蜡①半两　煮酒蜡四两

上以二香姜蔻为细末，并三味研极匀，炼油蜡和成剂，油纸裹，旋圆如绿豆大，熟水下五七圆。此药近年盛行于世，有数方，惟此真高家，予得之于王景长，用之的②有准。

枳壳散　治五种积膈气，三焦痞塞，胸膈满闷，背脊引疼，心腹膨胀，胁肋刺痛，食饮不下，噎塞不通，呕吐痰逆，口苦吞酸，羸瘦少力，短气烦闷，常服顺气宽中，消痃癖积聚，散惊忧恚气。宜服枳壳散。

枳壳去瓤，剉，麸炒　荆三棱　橘皮去皮白　益智仁　蓬莪茂③　槟榔　肉桂不见。各一两或六两一钱　干姜炮　厚朴去粗皮，姜汁炙　甘草炙　青皮去白　肉豆蔻　木香各半两或各三两

上为细末。每服二钱重，水一盏，生姜五片，枣一个，同煎至七分，热服，盐点亦得，不拘时候。

膈气圆　治气食忧劳思虑五噎。

半夏汤浸七次，薄切，焙　桔梗各二两，炒　肉桂不见火　枳壳去瓤，麸炒。各一两半

上细末，姜汁糊圆梧子大，姜汤下三十圆，食后临卧服。

熏膈圆　治胸膈闷塞作噎。

麦门冬水浸去心　甘草炙。各半两　人参去芦　桂心不见火　细辛去叶　川椒去目并合口，微火炒，地上出汗　远志去心，炒　附子炮，去皮脐　干姜炮。各二钱

上细末，炼蜜圆如鸡头大。绵裹一圆含化，食后日夜三服。

---

① 蜡：叶本作"蜡糟"。下同。
② 的：确实。
③ 蓬莪茂：即"蓬莪术"。

膀胱疝气小肠精漏

念珠圆 治膀胱疝气，外肾肿胀，痛不可忍。

乳香<small>乳钵坐水盆中，研</small> 硇砂<small>各三钱，飞</small> 黄蜡<small>一两</small>

上乳香研细，硇砂同研匀，熔蜡和圆，分作一百单八，以绵①穿之，露一夕，次日用蛤粉为衣，旋取一粒，用乳香汤吞下。

顷年有人货②疝气药，肩上担"人我"二字，以为招目③，日货数千，有一国医多金得之，用之良验。

【点评】本方具有浓厚的佛教色彩。方名"念珠"，制成108颗，以线绳穿上，宛若佛家的念珠。僧人口颂"阿弥陀佛"为日常功课，念一遍就数一颗手中的念珠，不断重复，认为这样可以破除心中执念，解除痛苦，最终证成佛果。服一颗念珠圆犹如念一遍"阿弥陀佛"，亦以解救苦难。"人我"亦为佛家语。在佛语中，"人我"为偏见妄念。禅宗经典《坛经》称"人我是须弥"，"无人我，须弥自倒"。须弥在佛语中为山，故贩药者以"人我"暗喻疝气的肿胀之象，以此吸引他人的注意力。其话外音是，服用此药，"人我"除，"须弥"倒，疝气坠胀即消，疾病由此而愈。宋代一反其前代后周打压、排斥佛教的政策，保护佛教，使佛教重兴，佛教文化普及，显然是这种方子和营销方式的文化基础。

---

① 绵：叶本作"线"，义胜。
② 货：卖。
③ 招目：吸引注意。犹今语"吸睛"。

硇砂圆

木香　沉香　巴豆肉_{全者。各一两}　铜青_{半两，研}　青皮_{二两，不去白}
硇砂_{一分，研}

上前①二香、青皮三味细剉，同巴豆漫火炒，令紫色为度，去巴豆，为末，入青硇②二味研匀，蒸饼③和圆如梧子大。每服七圆至十圆，盐汤吞下，日二三服，空心食前服。

金铃圆　治膀胱肿硬，牵引疼痛，及治小肠气阴囊肿，毛间水出。

金铃子_{肉，五两}　茴香_炒　马兰花_炒　菟丝子_{酒浸，曝干，用纸条子同碾}
海蛤　破故纸_{炒香}　海带_{净洗。各三两}　木香　丁香_{各一两}

上细末，糊圆如梧子大。每服二三十圆，温酒盐汤下，空心食前服④。

炒葱白熨法⑤　治小便难，小肠胀，不急治杀人。

用葱白三斤，细剉炒令热，以帕子裹，分作两处，更替熨脐下即通。

茴香散　治膀胱气痛。

茴香_炒　蓬莪茂　金铃子肉　荆三棱_{各一两，二味炮熟，剉}　甘草_{半两，炙}

上细末。每服二钱，热酒调下，强幼安云，每发痛甚连日，只一二服⑥立定。

顷在徽城日，歙尉宋荀甫膀胱气作疼不可忍，医者以刚剂与之，

---

① 上前：原作"右上"，据体例改。
② 硇：王本、叶本作"砂"。
③ 蒸饼：蒸制的面点，即今之馒头。
④ 服：原脱，据文义补。
⑤ 炒葱白熨法：原脱，据目录补。
⑥ 只一二服：王本作"每日只二三服"。

疼愈甚，小便不通三日矣，脐下虚胀，心闷。予因候之，见其面赤黑，脉洪大。予曰：投热药太过，阴阳痞塞，气不得通。为之奈何？宋尉尚手持四神丹数粒，云：医者谓痛不止，更服之。予曰：若服此定毙。后无悔，渠①恳求治。予适有五苓散一两许，分三服，易其名，用连须葱一茎，茴香一撮，盐一钱，水一盏半，煎七分，令接续三服，中夜下小便如墨汁者一二升，脐下宽得睡。翌日诊之，脉已平矣，续用硇砂圆与之，数日差。大抵此疾因虚得之，不可以虚而骤补药。《经》云：邪之所凑。其气必虚，留而不去，其病则实。故必先涤所蓄之邪，然后补之，是以诸方多借巴豆气者，谓此也。

金锁丹_{亦名茴香圆}　治遗精梦漏，关锁不固。

舶上茴香_炒　葫芦巴　破故纸_{炒香}　白龙骨_{以上各一两}　木香_{一两半}
胡桃肉_{三七个，研}　羊石子_{三对，破开，盐半两擦炙熟，研如泥}

上五味为末，下二味同研成膏，和酒浸蒸饼杵熟，圆如梧子大。每服三五十圆，空心温酒下。

清心圆　治经络热，梦漏，心忪②恍惚，膈热。

好黄柏皮一两为细末。用生脑子一钱，同研匀，炼蜜圆梧子大。每服十圆至十五圆，浓煎麦门冬汤下。大智禅师方③。梦遗不可全作虚冷，亦有经络热而得之。

猪苓圆

上用半夏一两，破如豆大，用木猪苓四两，先将一半炒半夏黄色，不令焦，地上出火毒，半日，取半夏为末，糊圆如梧子大，候干，更用前猪苓末二两，炒微裂，同用不泄沙瓶养之，空心温酒盐汤

① 渠：他。
② 忪：心跳。
③ 方：叶本作"方云"。

下三四十圆，常服于申未①间，冷酒下。

此药治梦遗，梦遗有数种，下元虚惫，精不禁者，宜服茴香圆；年壮气盛，久节淫欲，经络壅滞者，宜服清心圆；有情欲动中，经所谓所愿不得，名曰白淫，宜《良方》茯苓散。正如瓶中煎汤，气盛盈溢者，如瓶中汤沸而溢；欲动心邪者，如瓶之倾侧而出；虚惫不禁者，如瓶中有而漏，不可一概用药也。又有一说。经曰：肾气闭即精泄。素问云：肾者，作强之官，伎巧出焉。又曰：肾气藏精，盖肾能摄精气以生育人伦者也，或敛或散，皆主于肾，今也肾气闭，则一身之精气无所管摄，故妄行而出不时也。猪苓圆一方，正为此设，此古方也。今盛行于时，而人多莫测其用药之意。盖半夏有利性，而猪苓导水，盖导肾气使通之意也。予药囊中尝贮此药，缓急以与人，三五服皆随手而验。林监丞庇民，亦数服而愈。

《良方》茯苓散

坚白茯苓不以多少，为细末，每服五钱，温水调下，空心食前临卧时服，一日四五服。

卷外

顺气木香散　治气不升降，呕逆恶心，胸膈痞满，胁肋胀闷，及酒食所伤，噫气吞酸，心脾刺痛，大便不调，面黄肌瘦，不思饮食，兼疗妇人血气刺痛，及一切冷气绕脐撮痛。

良姜去芦，炒　干姜炮　茴香炒　陈皮去白　缩砂　肉桂去粗皮，不见火

---

①　申未：叶本作"未申"，合于十二地支常序。

丁皮_{不见火}　桔梗_{去芦，炒}　厚朴_{去粗皮，姜制}　苍术_{米泔浸}　甘草_{炙。各等分}

去干姜、丁皮、厚朴，加香附子、青皮，曰和气散。

上细末。每服二钱，水一盏，生姜三片，枣二枚，同煎八分，稍热服，不拘时候，或入盐少许，沸汤点服。常服宽中和胃。

卷第四

反胃呕吐霍乱

附子散　治翻胃。

附子一枚极大者，坐①于砖上，四面着火，渐渐逼②热，淬③入生姜自然汁中，再用火逼，再淬，约尽姜汁半碗，焙干末之，每服二钱，水一盏，粟米少许，同煎七分④，不过三服。

鲫鱼散　治同上⑤。

大鲫鱼一个，去肠留胆，纳绿矾末，填满缝口，以炭火炙令黄干，为末，每服一钱，陈米饮调下，日三服。

枇杷叶散　定呕吐利膈。

枇杷叶_{去毛}　人参_{去芦。各一分}　茯苓_{去皮，半两}　茅根_{二分}　半夏_{三分，}
_{汤浸七次}

上细剉。每服四钱，水一盏半，生姜七片，漫火煎至七分去滓，入槟榔末半钱，和匀服之。_{庞老方。}

白术散　食后多吐，欲作翻胃。

---

① 坐：原作"剉"，据王本、叶本改。
② 逼：通"煏(bì 幅)"。《玉篇·火部》："煏，火干也。"下同。
③ 淬：将加热后的物体快速地没入液体中再迅速取出。淬入物在这一过程中迅速冷却并损耗一部分液体。
④ 七分：叶本"七分"后有"去滓温服"四字。
⑤ 治同上：原脱，据王本补。

泽泻　白术　茯苓_{去皮。各等分}

上为细末，每服一钱，汤调温服。

竹茹汤　治胃热呕吐。

干葛_{三两}　甘草_{三分，炙}　半夏_{三分，姜汁半盏，浆水一升煮，耗半}

上粗末。每服五钱，水二盏，生姜三片，竹茹一弹大，枣一个，同煎至一盏，去滓温服。

胃热者，手足心热①。政和中一宗人病伤寒，得汗身凉，数日忽呕吐，药与饮食俱不下，医者皆进丁香、藿香、滑石等药，下咽即吐。予曰：此正汗后余热留胃脘，孙兆竹茹汤政②相当尔。亟③治药与之，即时愈。《良方》槐花散亦相类。

槐花散　治热吐。

皂角_{去皮，烧令烟绝}　白矾_熬　槐花_{炒黄黑色}　甘草_炙

上四味等分，为末。每服二钱，白汤调下。喜与④李使君曾病呕，每食讫辄吐，如此两月，服反胃药愈甚，或谓有痰饮，投半夏旋覆之类，亦皆不验，幕下药⑤判官授此方，服之即差。又有一老青衣⑥久病呕，与服之又差。大凡吐多是膈热，热且生涎，此药能化胃膈热涎，特有殊效。

青金丹　治霍乱吐泻不止及转筋，诸药不效者，一粒治一人。

硫黄_{一两，研}　水银_{八钱}

上二味，铫子内炒，柳木篦子⑦不住搅匀，更以柳枝蘸冷醋频频

---

① 手足心热：叶本作"手足心俱热"。
② 政：通"正"。
③ 亟：急切。
④ 喜与(與)：底本旁批"嘉兴(興)"，似是。
⑤ 药(藥)：底本与日本京大本皆旁批为"乐(樂)"。
⑥ 青衣：汉以后卑贱者着青衣，故以青衣代指古代低阶文官、婢仆、差役等。
⑦ 篦子：用竹子制成的梳头、洁发用具。中间有一梁，两侧有密齿。

洒，候如铁色，法如青金块方成，刮下再研如粉，留少半为散，余以粽子尖三个，醋约半盏，研稀稠得所，成膏和圆，如鸡头大，朱砂为衣。每服一圆，煎丁香汤磨化下，热服，如服散子①，丁香汤调下一钱。伤寒阴阳乘伏，用龙脑冷水磨下，日二三服。

香灵圆 治呕吐不止。

丁香 好辰砂研飞。各六钱 五灵脂拣如鼠屎者，淘去沙石，日干，四钱

上香脂先细末，后入砂，再研匀，狗胆②或猪胆为圆，如鸡头大，每服一圆，生姜橘皮汤磨下。

脏腑泄滑及诸痢

鞠莳圆 治脾胃中风湿，脏腑泄滑。

芎莳 神曲碎炒 白术 附子炮，去皮脐。各等分

上为细末，用糊圆③如梧子大。每服三五十圆，米饮下。

左氏述，楚子围萧，萧将溃，申叔展告还无社，曰：有麦曲乎？有山鞠莳乎？鞠莳，芎莳也。意欲令逃水中以避祸，是知芎莳能除湿。予尝加术附以制方，治脾湿而泄者，万无不中。此药亦治飧泄④。《素问》曰：春伤于风，夏必飧泄，飧泄者，食谷不化。盖春木旺时，肝生风邪，淫于脾经，至夏饮冷当风，故多飧泄。此药尤宜。

【点评】上文"左氏述"典出《左传·宣公十二年》。申叔展，

---

① 散子：原"子"字上似有点删符号，可从删。
② 狗胆：叶本作"狗胆汁"。
③ 用糊圆：叶本作"即以神曲煮糊为圆"。
④ 飧(sūn孙)泄：大便泄泻清稀，并有不消化的食物残渣。多因肝郁脾虚，清气不升所致。

春秋时期楚国大夫；还无社，萧邑大夫，两人为朋友。宣公十二年（公元前597年），楚国攻打萧国，萧国即将落败，二人以暗语对话，约定相救。

《左传》原文："……还无社与司马卯言，号申叔展。叔展曰：'有麦曲乎？'曰：'无。''有山鞠䓖乎？'曰：'无。''河鱼腹疾奈何？'曰：'目于眢井而拯之。''若为茅绖，哭井则己。'明日萧溃，申叔视其井，则茅绖存焉，号而出之。"

此段大意为：两军对阵时，还无社喊申叔展出来。申叔展欲以暗语相救，问他："有麦曲吗？"还无社说："没有！"申叔展又说："有山鞠䓖吗？"还无社说："没有！"申叔展说："假如河里的鱼得了肠胃病怎么办呢？"还无社说："等鱼游到枯井洞时再来救它们。"申叔展说："那你用茅草做个丧带，对着井哭吧。"第二天，萧邑城破，申叔展找到一口盖茅草的枯井，呼喊还无社将其救了出来。

这段故事中二人同为医生，申叔展以可除湿之药作为提示，暗喻让还无社躲在与水湿相关的地方，自己则扮演"药"的角色前去"除湿"——搭救。

陈曲圆 磨积止泄痢，治心腹冷痛。

陈曲一两半　干姜炮　官桂不见火　白术　厚朴去粗皮，姜汁炙　人参去芦　当归去芦，薄切，焙干　甘草炙，各半两

上细末，炼蜜圆如梧子大。每服三四十圆，酒或淡醋汤下，空心食前，日二服，发时不时增数。

木香圆 治冷气下泻。

木香半两　川乌生，去皮尖，一两

上细末，醋糊圆如梧子大。陈皮醋汤下三五十圆。

温脾汤　治痼冷在肠胃间，连年腹痛泄泻，休作无时，服诸热药不效，宜先取去①，然后调治易差，不可畏虚以养病也。

厚朴去粗皮，姜制　干姜炮　甘草　桂心去皮，不见火　附子生，去皮脐。各半两　大黄生，四钱，碎切，汤一盏渍半日，搦去滓煎汤，时和滓下

上细剉，水二升半，煎八合后，下大黄汁再煎六合，去滓，澄去脚②，不要晚食③，分三服温服，自夜至晓令尽，不快④，食前更以干姜圆佐之。

干姜圆

干姜炮　巴豆去心，炒黄，研　大黄湿纸裹，甑⑤上蒸　人参各一钱，去芦

上除巴豆，余为末，同研，炼蜜圆如梧子大。服前汤时，用汤吞下一圆，米饮亦得。

有人因忧愁中伤，食结积在肠胃，故发吐利，自后至暑月，稍伤则发，暴下数日不已。《玉函》云：下利至隔年月日不期而发者，此为有积，宜下之。只用温脾汤尤佳，如难取，可佐以干姜圆，后服白术散。

白术散

白术　木香　附子炮，去皮脐　人参去芦。各等分

上细末。每服二钱，水一盏，生姜三片，枣一个，煎六分，温服。

灵砂丹　治积痢。

---

①　取去：叶本作"去宿积"。
②　澄去脚：沉淀去除渣滓。澄，让液体里的杂质沉下去；脚，残渣，即最后留下的渣滓。
③　晚食：叶本作"太暖"。
④　不快：叶本作"不受"。
⑤　甑：古代蒸饭的一种瓦器或铜器。底部有许多透蒸气的孔格，置于鬲上蒸煮，如同现代的蒸锅。

硇砂—分　朱砂—分，并研极细

上用黄蜡半两，巴豆三七粒，去壳皮膜，同于银石器内，重汤①煮一伏时，候巴豆紫色为度，去二七粒，只将一七粒与前来二味同再研极匀，再熔蜡匮药，每旋圆绿豆大。每服三圆至五圆，水泻生姜汤下，白痢艾汤，赤白痢乌梅汤，服时须极空腹。服毕一时，方可吃食，临卧尤佳，次食淡粥一日。疟疾，乳香汤面东服②，不发日晚间服。

此药不动气，服之泻者止，痢者断，疼者愈，有积者内化，亦不动脏腑。大凡痢有沉积者，不先去其积，虽安，暂安后必为害。尝记陈侍郎泾仲，庚戌秋过仪真求诊。初不觉有疾，及诊视，则肝脉沉弦，附骨取则牢。予曰：病在左胁有血积，必发痛。陈曰：诚如是。前此守九江被召，冒暑涉长江，暨③抵行朝，血痢已数日矣。急欲登对④，医者以刚剂燥之，虽得止数日，脐下一块大如杯，不旬日如碗大，发则不可忍。故急请官祠⑤以归，为之奈何？予曰：积痢不可强止，故血结于脐胁下，非抵当圆不可。渠疑而不肯服，次年竟以此终。抵当圆在第九卷中。

木香散　治诸痢⑥。

木香半两，用黄连半两各锉，同炒用　甘草—两，炙　罂粟壳二两，生姜半两，碎，同炒

上细末，入麝少许研匀，陈米饮下二钱。佛智和尚传云：在关

---

① 重汤：隔水蒸煮。
② 面东服：叶本作"面东五更服"。"五更"与下句"晚间"相对，可从补。
③ 暨：到，至。
④ 登对：上朝回话。
⑤ 官祠：底本旁批引抄本作"宫词"，俱难解。疑"祠"当作"辞"，告辞。
⑥ 治诸痢：底本眉批谓：抄（抄本）作"治隔年痢不止，并治血痢尤捷"。

中①尝合以济人，治血痢尤奇。

五味子散　治肾泄。

五味子二两，拣　吴茱萸半两，细粒绿色者

上二味同炒香熟为度，细末。每服二钱，陈米饮下。

顷年有一亲识，每五更初欲晓时，必溏痢一次，如是数月。有人云：此名肾泄，肾感阴气而然，得此方服之而愈。

诃子圆　治脾胃不和，泄泻不止，诸药不效。

诃子去核　川姜炮　肉豆蔻　龙骨　木香　赤石脂　附子炮，去皮脐

上并等分为细末，糊圆如梧子大。每服四十圆，米饮下。

虚热风壅喉闭清利头目

利膈汤　治虚烦上盛，脾肺有热，咽喉生疮。

鸡苏叶　荆芥穗　桔梗炒　防风去钗股　牛蒡子隔纸炒　甘草各一两，炙

人参半两，去芦

上细末。每服一钱，沸汤点服。如咽痛口疮甚者，加僵蚕一两。国医都君予方。

川芎散　治风盛膈壅，鼻塞清涕，热气攻眼，下泪多眵②，齿间紧急，作偏头疼。

川芎洗　柴胡去苗，洗。各一两　半夏曲　甘草炙　甘菊　细辛去叶

人参去芦　前胡去苗，洗　防风去钗股。各半两

上为粗末。每服四钱，水一盏，生姜四片，薄荷五叶，同煎至七

---

① 关中：叶本作"闽中"。

② 眵(chī吃)：眼睑分泌物，俗称"眼屎"。

分，去滓温服。

芎辛圆　治头痛面赤，烦闷咽干，上膈风痰，头目晕昏，百节疼痛，背项拘急。

川芎_洗　防风_{去钗股}　僵蚕_{去丝、嘴，炒}　独活_{黄色如鬼眼者，去芦，洗，焙，秤。各一两}　天麻_{四两}　桔梗_{炒，三两}　细辛_{去叶}　白附子_炒　羌活_{洗，去芦}　甘草_{炙。各半两}　薄荷　荆芥穗_{各一两半}

上细末，炼蜜圆如弹子大。每服一粒，茶酒嚼下①，食后。

通膈圆　治上焦虚热，肺脘咽膈有气，如烟抢上。

黄连_{去须}　茯苓_{去皮}　人参_{各三两，去芦}　朱砂_{一分，水飞}　真脑子_{少许}

上细末，研匀，炼蜜圆如梧子大。熟水下三五圆，日二三服。

门冬圆　治心经有热。

麦门冬_{一两，水浸去心}　川黄连_{去须，半两}

上细末，炼蜜圆如梧子大。食后熟水下二三十圆。

《千金》地黄圆　治心热。

川黄连_{去须，四两，粗末}　生地黄_{半斤，研取汁，连滓，二味匀，日干}

上细末，炼蜜圆如梧子大。每服三十圆，食后麦门冬汤下。

人参散　治邪热客于经络，肌热痰嗽，五心烦躁，头目昏痛，夜多盗汗。此药补和真气，解劳倦，妇人血热虚劳骨蒸，并皆治。宜服人参散。

人参_{去芦}　白术　白茯苓_{去皮}　柴胡_{去苗，洗}　半夏曲　当归_{洗，去芦，薄切，焙干，秤}　赤芍药　干葛　甘草_{各一两，炙}　子芩_{半两，去皮}

上为细末。每服三钱，水一盏，生姜四片，枣二个，煎至八分，不拘时候带热服。但是有劳热证，皆可服，热退即止。大抵透肌解热，干葛第一，柴胡次之，所以升麻葛根汤为解肌之冠也。

清气散　调荣卫，顺三焦，治风壅，消痰涎，退烦热。

---

① 茶酒嚼下：叶本作"清茶吞下，温酒亦可"。

前胡_{去苗，洗}　柴胡_{去苗，洗}　川芎_洗　枳壳_{去穰，剉，麸炒}　白术　青皮_{去白}　羌活_{去芦}　独活_{黄色如鬼眼者，去芦，洗，焙，秤}　甘草_炙　茯苓_{去皮}　人参_{去芦。各等分}

上为末。每服二钱，水一盏，荆芥一穗，煎七分服。此方败毒散中去桔梗，加白术、青皮，增损亦有理，用之良验。

柴胡散　治邪入经络，体瘦肌热，推陈致新，解利伤寒时疾，中暍伏暑。

柴胡_{四两，洗，去苗}　甘草_{一两，炙}

上细末。每服二钱，水一盏，同煎至八分，食后热服。此药冬月可以润心肺，止咳嗽，除壅热；春夏可以御伤寒时气①，解暑毒，居常不可缺，兼不以长幼，皆可服之，仓卒可以使②得效。

地仙散　治骨蒸肌热，解一切虚烦躁，生津液。

地骨皮_{洗，去心}　防风_{去钗股。各一两}　甘草_{炙，一分}

《济生方》：地骨皮二两，防风一两，甘草炙半两。上㕮咀。每服四钱，水半盏，姜五片，同煎③。

上细末。每服二钱，水一盏，生姜三片，竹叶七片，煎至七分服，信④效。一方增人参半两，鸡苏一两，甘草添一分。

肿满水气蛊胀

葶苈圆　治腹中有湿热气，目下作肿，如新卧起蚕⑤之状，两足

---

① 时气：底本引王本作"辟时气"。
② 使：王本、叶本作"便"。
③ 济生……同煎：底本与京大本皆标示删去。
④ 信：真实。
⑤ 蚕：四库本、王本、叶本无此字。

胫微肿。病在肾，肾者少阴也；标在肺，肺者太阴也。故中满气急咳嗽，喘息有音，每就卧则右胁有气上冲，肩腋与缺盆相牵引不快，少思饮食。

甜葶苈_{半两，炒令香} 郁李仁_{汤去皮尖，熬紫色，秤三分，二味别研如膏，令极匀} 白术_{半两} 牵牛子_{半两，一半生、一半熟用} 赤茯苓_{去皮} 桑白皮_{蜜炙，剉} 羌活_{洗去土} 汉防己 陈橘皮_{去白} 泽泻_{以上各三分}

上细末，与上二味同研，炼蜜和入臼内治①之，圆如梧子大。初服十圆，空心晚食前，日二服，生姜橘皮汤下，不知，加至二三十圆，以知为度。

实脾散 治脾元虚浮肿。

大附子_{一个，炮，去皮脐} 草果子_{去皮} 干姜_{炮。各二两} 甘草_{一两，炙} 大腹连皮②_{六个} 木瓜_{一个，去瓤，切片}

上用水于砂器内同煮，一③半以来，擘开干姜，心内不白为度，不得全令水干，恐近底焦，取出剉焙为末，每服④空心日午，用沸汤点服。

羌活散 治水气。

羌活_{洗去土} 萝卜子_{各等分}

上同炒香熟，去萝卜子不用，末之，温酒调下二钱，一日一服，二日二服，三日三服，取效。嘉兴主⑤簿张昌时传方。

大枣汤 治四肢肿满。

白术_{三两，㕮咀}。每服半两，水一盏半，大枣三枚，拍破，同煎

---

① 治：叶本作"杵"。
② 大腹连皮：王本作"大腹皮连皮"，四库本作"大腹皮"。元代释继洪《岭南卫生方》同方作"大腹子连皮"，义长。
③ 一：眉批谓王本此上有"去水"二字。可从。
④ 每服：叶本作"每服二钱"，《岭南卫生方》作"每服三钱"。
⑤ 主：原脱，据王本、叶本补。

至九分，去滓温服，日三四服，不拘时候。

茯苓散　治肿满小便不利。

郁李仁_{去皮尖，微炒，四钱}　槟榔_{二个}　赤茯苓_{去皮}　白术　甘遂_{切片，}_{炒。各二钱}　橘皮_{一钱半，去白}

上细末。每服一钱，姜枣汤调下。

又方

厚朴_{去皮，姜汁制，炒，半两}　牵牛子_{五两，炒取末二两}

上细末。每服二钱，煎姜枣汤调下。

知母汤　治游风攻头面，或四肢作肿块。

知母_{一两}　麻黄_{去根节}　黄芪_{蜜炙}　甘草_炙　羌活_{洗去土}　白术　枳壳_{去穰，剉，麸炒。各半两}

上粗末。每服四钱，水一盏半，牛蒡子百粒，研碎，煎至七分温服，日三四，觉冷不用牛蒡子。

有一达官，其母年七十中风，手足拘挛，平日只是附子之类扶养①。一日面浮肿，手背亦肿，寻常有一国医供药，诊云是水病，欲下大戟、牵牛以导之，其家大惊忧惶，召予议之。予曰：《素问》称②"面肿曰风，足胫肿曰水"。此服附子大过，正虚风生热之证，咽必噎塞，膈中不利。诚言③，予乃进升麻牛蒡团参④汤，继以知母汤，三日悉愈矣。

升麻牛蒡团参汤

升麻_{一两，去芦}　牛蒡子_{二两，炒}　人参_{半两，去芦}

上为粗末。每服三钱，水一盏，煎七分，非时服。此药能消肿祛

---

① 扶养：叶本作"自养"。
② 素问称：以下引文出《素问·平人气象论》。
③ 诚言：叶本作"诚如予言"，王本作"语言謇涩"，当从后者。
④ 团参：王本、叶本作"元参"。

风，不动正气，一日可三服。

尝见一书中论水蛊①二病，脐腹四肢悉肿者为水，但腹胀四肢不甚肿者为蛊。有中表一妇人患蛊病，予谓不可下，当实脾。不然之，卒后入棺木，腹与棺盖平。治蛊宜石中黄圆。方在卷后。

肾脏风及足膝腰腿脚气

治肾脏风攻注脚膝方

连珠甘遂—两　木鳖子二个，一雌一雄，去壳，研

上为末，豮猪②腰子二个破开，药末一钱掺③匀，湿纸裹数重，漫火煨熟，放温。五更初细嚼米饮下，积水多则利多，少则少也，宜软饭将息。若患一脚，切看左右，如左脚用左边腰子，右用右边者，药末只一钱。

壬子年，在④毗陵有姓马人鬻油⑤，久不见，因询其亲，云：宿患肾脏风，今一足发肿如瓠，自腰以下，钜⑥细通为一律，痛不可忍，卧欲转侧，则两人挟持方可动，或者欲以铍刀⑦决之。予曰：未可，予有药，当合以赠。如上法服之。辰巳间下脓如水晶者数升，即时痛止肿退。一月后尚拄拐而行，予再以赤乌散令涂贴其膝方愈。后

---

① 蛊：眉批谓：蛊非蛊毒之蛊，蛊与鼓通，鼓胀也。其说是。
② 豮（fén 坟）猪：阉割过的猪。
③ 掺：同"糁（sǎn 伞）"，撒布。
④ 在：王本"在"上有"余"字。
⑤ 油：叶本作"酒"。
⑥ 钜：同"巨"，大。
⑦ 铍刀：古针具名，即铍针，下端剑形，两面有刃。多用以刺破痈疽，排除脓血。

十年过毗陵，率①其子列拜以谢。云：向脚②疾至今不复作，虽积年肾脏风并已失，今健步不苦③矣。

乌头圆 治肾脏风上攻下疰，生疮并癣。

川乌二两，去皮、尖　草乌一两，二味以黑豆半斤煮透软，去皮脐，片切，日干　地龙去土，秤　白附子炮　天麻各半两

上为细末，酒糊圆如梧子大。每服二三十圆，空心食前盐汤、盐酒吞下。

虎骨酒 去风补血益气，壮筋骨，强脚力。

虎胫骨真者，酒浸，酥炙　萆薢　牛膝洗净，剉，焙，酒浸一宿，再焙　仙灵脾　薏苡仁　熟干地黄酒洒，九蒸九暴，焙干，秤。各二两

上细剉，绢袋盛，浸酒二斗，饮兮一盏，入酒一盏④，可得百日，妇人去牛膝。

槟榔汤 治脚气。

槟榔三钱　生姜三片　紫苏七叶　陈皮三枚

上以水一大盏，煎七分，去滓，稍热服⑤。

少府监韩正彦暴得疾，手足不举，诸医以为风，针灸臂腿不知痛，孙兆作脚气，与此药乃愈。

　　【点评】脚气，古人指腿脚软弱疼痛，或发浮肿，甚则逆传上心之证，在晋唐时期流传较广。曾被认为是现代的维生素 B_1 缺乏症，当代又有学者提出是矿物药中毒引起的多发性神经炎，这

---

① 率：原作"挛"，据王本改。
② 脚：小腿。
③ 不苦：王本、叶本作"自若"。
④ 饮兮一盏，入酒一盏：王本作"饮了一盏，入一盏"；叶本作"七日后可用。饮一盏，再入一盏"。
⑤ 稍热服：叶本其后有"不拘时候"四字。

方面认识尚可继续深化研讨。另一方面，"脚气"在现代又被用指真菌引起的"脚癣"，往往会引起混淆，这要特别注意。"脚癣病"又被称为"香港脚"，近年流行的一种系列中医电子书，就因电子系统的错误，普遍地将古书中的"脚气"直接转换成了"香港脚"，这是完全错误的。古人说的脚气与现代的脚气(香港脚)全不相关，务须区分。

地黄圆 益气血，补肝元，祛风湿，壮脚膝。

熟干地黄酒洒，九蒸九暴，焙干，一两 牛膝洗，剉，焙，酒浸一宿，再焙 石斛①洗，去根。各三分 肉苁蓉水洗，酒浸，切片，焙 茵芋去梗，剉，炒 防风去钗股 川芎洗 五味子拣 桂心不见火 附子炮，去皮脐 薏苡各半两，炒

上为末，炼蜜圆如桐子大。每服三四十圆，酒吞下，空心食前。

虎骨酒 治腰脚疼痛，挛急不得屈伸，及腿膝冷麻。

虎骨一具，及胫骨二茎，用酥涂炙黄、捶碎，同无灰酒三斗，密封七日，空心晚食前温之，随意饮。

思仙续断圆 治肝肾风虚气弱，脚膝不可践地，腰脊疼痛，风毒流疰下经②，行止艰难，小便余沥。此药补五脏内伤，调中益精凉血，坚强筋骨，益智轻身耐老。

鬼仙木即杜仲也，去皮，剉，炒令黑，五两 五加皮 防风去钗股 薏苡仁 羌活洗去土 川续断洗，剉，焙干 牛膝洗，剉，焙，酒浸一宿，再焙。各三两 萆薢四两 生干地黄五两

上细末，好酒三升化青盐三两，用大木瓜半斤，去皮子，以盐酒煮木瓜成膏和杵，圆如桐子大。每服五十圆，空心食前温酒盐汤下，

---

① 石斛：原作"石解"，据文义改。
② 下经：叶本作"下部"。

膏子少，益以酒糊。

续骨丹 治两脚软弱，虚羸无力，及小儿不能行。

天麻<small>明净大者，酒浸一夕</small> 白附子<small>炮</small> 牛膝<small>洗，剉，焙，酒浸一宿，再焙</small> 木鳖子<small>去壳，研。各半两</small> 川乌头<small>炮，去皮脐，一分</small> 川羌活<small>洗去土，半两</small> 地龙<small>去土，秤，一分</small> 滴乳香<small>乳钵坐水盆中，研细</small> 真没药<small>研。各二钱</small> 朱砂<small>水飞，一钱</small>

上以生天南星末一两，无灰酒煮糊，圆如鸡头大，朱为衣，薄荷汤磨一粒，食前服。

茵芋圆 治风气积滞成脚气，常觉微肿，发则或痛。

茵芋叶<small>剉，炒</small> 薏苡仁<small>各半两</small> 郁李仁<small>去皮、尖，微炒，一两</small> 牵牛子<small>三两，生取末一两半</small>

上细末，炼蜜圆如梧子大。每服二十圆，五更姜枣汤下，未利加至三十圆，日三，快利为度，白粥补。

薏苡仁圆 治腰脚走注疼痛，此是脚气。宜薏苡仁圆。

薏苡仁 茵芋<small>去梗，剉，炒</small> 白芍药 牛膝<small>洗，剉，焙，酒浸一宿，再焙</small> 川芎<small>洗</small> 丹参<small>去芦</small> 防风<small>去钗股</small> 独活<small>黄色如鬼眼者，去芦，洗，焙，秤。各半两</small> 侧子<small>一枚，炮，去皮脐</small> 熟干地黄<small>酒洒，九蒸九暴，焙，秤</small> 桂心<small>不见火</small> 橘皮<small>各一两</small>

上细末，炼蜜圆如梧子大。每服三四十圆，酒下，食前，日三服，木瓜汤下亦得。

今人谓之脚气者，黄帝所谓"缓风湿痹"也。《千金》云：顽弱名缓风，疼痛为湿痹。大抵此疾不可以三五服便效，须久服得力。唐张文仲[①]云：风有一百二十四种，气有八十种，唯脚气头风上气，常须服药不绝，自余则随其发动，临时消息。但有风气之人，春末夏初及

---

① 张文仲：唐代著名医家，著有《张文仲灸经》《疗风气诸方》《四时常服及轻重大小诸方》《随身备急方》等，均佚，部分佚文可见于《外台秘要》。

秋暮得通泄，则不困剧。所谓通泄者，如麻黄、牵牛、郁李仁之类是也，不必苦快利药也。

鹿茸圆 治肾虚腰痛。

鹿茸不拘多少，切作片子，酥炙黄，末之，酒糊圆如梧子大，空心食前盐汤下三五十圆。

药棋子 治腿腰痛、气滞。

牵牛不拘多少，用新瓦入火煿①，得通赤，便以牵牛顿在瓦上，自然一半生，一半熟，不得拨动，取末一两，入细研硫黄一分，同研匀，分三分，每用白面一匙，水和捍②开，切作棋子，五更初以水一盏煮熟，连汤温送下。佳即已，未佳，隔日再作。予尝有此疾，每发只一服，痛止。《病源》曰：腿腰痛者，或堕伤腰，是以痛。

紫金丹《万金方》 治十种水气。

禹余粮三两 针砂五两，须是真者，市中所卖，多杂砂铁屑，最宜拣择。先用水淘洗极净，控去水，更以铫子盛炒干，方同禹余粮一处用酸醋三升，就铫子内煮，醋干为度，却并铫子入一秤③炭火中烧二物，铫子炭火，一般通赤，净扫砖地，倾药地上候冷，一处研至无声，须极细如粉止。 蛇黄三两，大者，用新铁铫子盛入一秤炭火中烧，蛇黄铫子炭火，一般通赤，铁钳取铫子，便倾蛇黄入酸米醋二升中，候冷取出，研至无声，须极细如粉止。

治水多是转下冷药，惟此方以三物为主，既非大戟、甘遂、葶苈、芫花之比，又能量人虚实老壮，入下项④药十六味以扶养之，所以至老极虚之人皆可服。

木香剉，炒 肉豆蔻面裹，炮 当归去芦，洗，剉，用酒浸一宿 白茯苓 羌活剉，略炒 川芎略炒 白蒺藜炒去角 官桂去粗皮，不见火 京三棱炮

---

① 煿（bó 博）：煎炒或烤干食物。
② 捍：同"擀"，擀面。用擀面杖擀压面团。
③ 一秤：15斤为一秤。
④ 项：原作"顷"，据文义改。

干姜_炮　白术　土茴香_{略炒}　青橘皮_{去穰，炒}　附子_{炮，去皮脐}　牛膝_{去苗，}

酒浸一宿，焙　蓬莪茂_{炮，以上各半两。虚人、老人全用半两，气血壮实者减之，更全}

在斟酌，入前三物内。

上拌极匀，以汤浸蒸饼，捩①去水，和药再捣极匀，圆如梧桐子大。空心食前温酒或白汤下三五十粒。惟忌盐三个日②，虽毫末许不得入口。若无以为口味，即水病去后，且以醋少许调和饮食可也。

仙居湛新道人传此方，病者不能忌盐，不若勿服，徒劳无功，果欲去病徒③死求生，须依此去盐，至诚服之，并不动脏腑，只于小便内旋去水。病初去，每日须服此药一两服，兼以温补脾元气血药调理，自然向安。此方见当涂《杨氏家藏方》及《夷陵集验方》，谓之禹余粮圆。

禹余粮即石中黄，名异而方实同，但少白术一味。然当用之，岳州都监李松年病水气，通判陈君子诉④以是与之，不终剂而疾愈。

卷外

妙香散　治诸虚。

茯苓_{去皮，不焙}　茯神_{去皮木，不焙。各二两二分}　人参　桔梗　甘草_各

一两一分　薯蓣_{姜炙}　远志_{去心，炒}　黄芪_{各二两三分}　辰砂_{一两，水飞}　麝香

_{二分，别研}　木香_{三分，纸裹，温水微煨}

上细末。每服二钱，温酒调服。常服补气血，安神镇心。

---

① 捩：扭转。
② 日：眉批引抄本作"月"，义长，可据改。
③ 徒：涉前句而误。底本眉批引抄本作"从（從）"，义长，可从。
④ 诉：眉批引抄本作"近"，义长，可从。

加料十全饮 治诸虚并腹病。

白茯苓切，微炒　白术微炒　人参去芦　桂去粗皮，不见火　川当归
川芎　黄芪　熟地黄洗净　白芍药　甘草各等分

腹病①，加后五味：

莪术炮　三棱炮　良姜　丁香不见火　缩砂各等分

上为粗末。每服四钱重，水一盏半，生姜七片，枣三枚，煎七
分，去滓温服，不拘时候。

生胃汤 治不思饮食。

丁香十四个　白豆蔻撰②大十个，碾破，微炒　缩砂十八个，同上　白术
白茯苓　陈皮去白炒　黄芪各一分　干姜　沉香　甘草　木香各二铢③
半夏撰大五个，切微四片，汤浸七次，炒

腹病④，加后三种：

莪术炮，炒　厚朴姜制，炒。各一分　三棱炮，切，炒，二铢

上十二味，做一贴，水二盏半，生姜七片，煎八分，去滓，空心
热服。

---

① 病：眉批作"痛"，义长。

② 撰：通"选"。下文"半夏"条"撰"同此。

③ 铢：原作"朱"，据文义改，下"铢"字同。铢，古代重量单位，通常以二十四铢等于
旧制一两。

④ 病：眉批作"痛"，义长。

卷第五

肠风泻血痔漏脏毒

玉屑圆 治肠风泻血久不止。

槐根白皮去粗皮 苦楝根白皮去粗皮。各三两 椿根白皮去粗皮，四两。

三味于九月后二月前取软者日干 天南星 半夏各半两并生 威灵仙一两，去苗，洗

寒食面三两

上为末，滴水圆如桐子大，干之，每服三十圆，水八分一盏，煎沸。下圆子煮令浮，以匙抄取，温温送下，不嚼。空心食前。

顷年有一人下血几盈盆，顿尔疲苶①。诸药皆不效。予曰："此正肠风。"令服玉屑圆，三服止。予苦此疾三十年。蓄下血药方近五十余品，其间或验或否，或始验而久不应者，或初不验弃之，再服有验者，未易立谈。大抵此疾品类不同，对病则易愈。如下清血、色鲜者，肠风也；血浊而色黯者，脏毒也；肛②门射如血线者，虫痔也；亦有一种下部虚，阳气不升，血随气而降者。仲景云：脉弦而大，弦则为减，大则为芤。减则为寒，芤则为虚。寒虚相搏③，此名为革。妇人则半产漏下，男子则亡血失精。此下部虚而下血者也。若得革脉，却宜服温补药，虫痔宜熏。《千金》用猬皮艾者佳。予尝作，颇

① 疲苶(nié)：疲倦貌。
② 肛：原作"肚"，据文义改。
③ 搏："抟"字之误。抟，集聚。

得力。

《千金》熏虫痔方

猬皮_{方三指大，切}　熏黄_{枣大，末}　熟艾_{鸡子大}

上三味，穿地作孔调和，取便熏之口中，熏黄烟气出为佳。火气消尽即停。停三日将息，更熏之。凡三度永差。勿犯风冷，羹臛①将补，忌猪鸡等。

蒜连圆　治脏毒。

鹰爪黄连末，用独头蒜一颗，煨香熟烂，研和②入臼治。圆如梧子大，每服三四十圆，陈米饮下。此药神妙。

【点评】鹰爪黄连为黄连的一种。黄连为毛茛科植物黄连、三角叶黄连或云南黄连的干燥根茎。毛茛科植物黄连，称味连，又名川连、鸡爪连，其多分枝，3～6枝结成束，形如鸡爪或鹰爪，故称鸡爪黄连、鹰爪黄连，主产于四川、湖北、陕西等地。三角叶黄连，称雅连，又名川雅连、峨眉连，主产于四川省峨眉，洪雅地区。云南黄连，称云连，又名云黄连、原云连，主产于云南。黄连用于肠风泻痢等疾，颇有奇效。

槐花散　治肠风脏毒。

槐花_炒　柏叶_{烂杵，焙}　荆芥穗　枳壳_{去瓤，细切，麸炒黄}

上修事了方秤，等分，细末，用清米饮调下二钱，空心食前服。

《巢氏病源论》：肠癖为痔，久困③饱食过度，房室劳损，血气流溢，渗入大肠，冲发于下，时便清血，腹中刺痛，病名脉痔。又论：

---

① 臛：肉羹。
② 研和：叶本作"研匀"。
③ 困：王本、叶本作"因"。

脾毒肠风，本缘荣卫虚弱，风气进袭，因热乘之，便血性①流散，积热壅遏，血渗肠间，故大便下血，宜椿皮圆。

椿皮圆

臭椿_{白皮，去粗皮，焙干，四两}　苍术_{泔浸一夕，去皮，日干，不见火}　枳壳_{去瓤，细切，麸炒黄。各二两}

上细末，醋糊圆如梧子大。空心食前米饮下三四十圆。

治肠痔在腹内有鼠奶下血方

白芜荑　贯众_{刮去黑皮}　狼牙根　椿_{东引根白皮}　槐_{东引根白皮}　猬皮_{炙焦。各一分}　雄黄_{半两，水飞}　白鳝头_{一个，炙焦}

上细末，腊月猪脂和一圆弹子大，绵裹内下部，日三易。

治痔有鼠乳结核作渴疼痛方

皂角_{去皮弦，醋炙}　黄芪_{蜜炙}　荆芥穗　木香　露蜂房　猬皮_{炙焦黄，剉}　鳖甲_{淡醋煮去裙膜，洗净，酸醋，炙黄}　槐子　桔梗_炒　穿山甲_{剉碎，蚌粉炒}　芍药_{各一两}　大黄_{湿纸，裹，甑上蒸，半两}

上细末，炼蜜圆如梧子大，每服二三十圆，温汤下，食前日三服，未知，加至四十②圆。

黄芪圆　治远年肠风痔漏。

黄芪_{蜜炙}　枳壳_{去瓤，细切，麸炒黄}　威灵仙_{去苗洗。各二两}　续断_{洗，推去节，剉，焙}　槐角子　北矾_枯　当归_{洗，去芦，切，焙干，炒}　干姜_炮　附子_{炮，去皮脐}　生干地黄　连翘_{炒。各半两}

上细末，炼蜜圆如梧子大，米饮下三十圆。晃推官方。

鳖甲圆　治肠痔。

鳖甲_{淡醋煮，去裙膜，洗净酸醋，炙黄}　猬皮_{炙黄焦，剉}　穿山甲_{剉碎，蚌粉}

---

① 性：四库本、王本、叶本作"气"。

② 四十：叶本作"四五十"，王本作"四十五十"。

炒　白矾枯　附子焙,去皮脐　猪牙皂角各半两,炙焦,存二分性　麝香一分,研

上细末，研匀，蒸饼圆如梧子大，米饮下三十圆。食前。日三服。

又方

槐花炒　白矾枯。各一两　附子半两,炮,去皮脐

上细末，蒸饼圆如梧子大，每服二十圆，米饮下，食前，日三服。以上二方庞老方。

衄血劳瘵吐血咯血

茜梅圆　治衄血无时。

茜草根　艾叶各一两　乌梅肉焙干,半两

上细末，炼蜜圆如梧子大①。乌梅汤下三十圆。

经云：天暑地热，经水沸溢。盖血妄行，阳胜阴也。鞠运若②茂之尝苦此疾，予授此方令服，后愈。三黄散亦得。

三黄散

大黄一两,湿纸裹,甑上蒸　黄连半两,去须　黄芩去皮,半两

上细末，每服二钱，新水调下，蜜水亦得。

山栀子散

山栀子不拘多少，烧存性，末之，搐③入鼻中，立愈。

蔡子渥传云：同官无锡监酒赵无疵，其兄衄血甚，已死，入殓血

---

① 梧子大：叶本此后有"空心食前"四字。
② 若：叶本作"副"，王本作"黄"。底本与京大本旁批亦作"黄"。
③ 搐：同"嗂"，即"嗅"字。

尚未止。偶一道人过门，闻其家哭，询问其由。道人云：是曾服丹或烧炼药，予有药用之。即括囊间出此药半钱匕，吹入鼻中立止，良久得活，并传此方。

治鼻衄过多，昏冒欲死方_{梅师方}

用香墨浓研。点入鼻中。

天门冬圆　润肺安血止嗽。治吐血咯血。

天门冬_{一两，水浸去心}　甘草_炙　杏仁_{去皮尖，炒熟}　贝母_{去心炒}　白茯苓_{去皮}　阿胶_{碎之，蛤粉炒成珠子。各半两}

上细末。炼蜜圆如弹子大，含化一圆咽津，日夜可十圆。不拘时候。

黄芪散　因嗽咯血成劳，眼睛疼，四肢倦怠，脚无力。

黄芪_{蜜炙}　麦门冬_{水浸，去心}　熟地黄_{酒洒，九蒸九曝，焙，秤}　桔梗_{炒。各半两}　甘草_{一分，炙}　白芍药_{半两}

上粗末，每服四钱，水一盏半，姜三片，煎七分去滓，温服，日三服。

白扁豆散　治久嗽咯血成肺痿，多吐白涎，胸膈满闷不食。

白扁豆_{饭上蒸}　生姜_{各半两}　枇杷叶_{去毛}　半夏_{汤浸七次}　人参_{去芦}　白术_{各一分}　白茅根_{三分}

上细剉，水三升，煎至一升。去滓。下槟榔末一钱，和匀分四服，不拘时候。

神传剪草膏　治劳瘵吐血损肺及血妄行。

剪草一斤，婺台州皆有，惟婺州者可用，状如茜草，又如细辛。每用一斤，洗净为末，入生蜜一斤，和为膏，以器盛之，不得犯铁，九蒸九曝，日一蒸曝。病人五更起，面东坐，不得语，用匙抄药和粥服，美服四匙，良久，用稀粟米饮压之。药冷服，粥饮亦不可太热，或吐或下，皆不妨。如久病肺损咯血，只一服愈，寻常咳嗽，血妄行，每服一匙可也。

有一贵人，其国封病瘵，其尊人尝以此方畀之，九日而药成。前一夕，病者梦人戒令翌日勿乱服药，次日将服之，为屋土坠器中不可服。再合既成，又将服，为猫覆器，又不可食。又再作未就，而是人卒矣。此药之异如此。若小小血妄行①，一啜而愈。或云是陆农师②夫人乡人艾孚先尝亲说此事，渠后作《大观本草》亦收入集中，但人未识，不若③信尔。

眼目头面口齿鼻舌唇耳诸疾

羊肝圆 镇肝明目。

羖羊肝一具，新瓦盆中煿干，更焙之，肝若大只用一半 甘菊花去萼梗 柏子仁研 羌活去芦 细辛去叶 官桂不见火 白术 五味子拣。各半两 黄连三分，去须

上细末，炼蜜圆如梧子大，空心食前，温水下三四十圆。

又方

白羖羊肝只用子肝一片，薄切，新瓦上煿干 熟地黄酒洒，九蒸九曝，焙干，秤一两半 车前子 麦门冬水渑去心 菟丝子酒浸，曝干，用纸条子同碾为末 蕤仁 决明子 泽泻 地肤子去壳 防风去钗股 黄芩刮净 白茯苓去皮 五味子拣 枸杞子 茺蔚子 杏仁大者，去皮尖，炒 细辛华阴者，去叶 苦葶苈炒令香 桂心不见火 青箱子以上各一两

---

① 血妄行：叶本作"血溢妄行"。

② 陆农师：即陆佃，字农师，号陶山，越州山阴（今浙江绍兴）人，陆游祖父，著有《陶山集》《埤雅》《礼象》《春秋后传》《鹖冠子注》等。

③ 若：王本作"肯"。

上细末，炼蜜圆如梧子大，每服三四十圆，温水下，日三服，不拘时候。

张台卿尝苦目暗，京师医者，令灸肝俞，遂转不见物，因得此方服之遂明。有一男子内障，医治无效，因以余剂遗之，一夕灯下语其家曰：适偶有所见，如隔门缝见火者。及旦视之，眼中翳膜且[①]裂如线。张云：此药灵，勿妄与人，忽之无验。予隘之，且欲广其传也。

楮叶散

羌活_{去芦}　川芎_洗　旋覆花_{去梗，净}　防风_{去钗股。各半两}　甘草_炙
苍术_{泔浸一夕，去皮，日干，不见火}　楮叶_{自采不生楮子者}　桑叶_{并八月采，阴干，}
_{秤，以上各一两}　甘菊花　楮实　蝉退_{去头足}　木贼_{各一分}

上木臼中治为末，茶清调下二钱，早晚食后临卧各一服。

暴赤眼亦治，赤眼忌湿面及酒。楮叶须真无实者，余不堪。不尔，诸药悉无效，合时不得焙及犯铁器。予观此方，取楮叶必无实者，盖阴阳二物相匹配尔，有实者阳也，无实取叶者阴也。所以不得其真，诸药悉无效。

菊花散　治肝肾风毒热气上冲眼痛。

甘菊花　牛蒡子_{炒熟。各八两}　防风_{三两，去钗股}　白蒺藜_{一两，去刺}
甘草_{一两半，炙}

上细末，每服二钱，熟水调下，食后临卧服。

地黄圆　《素问》云：久视伤血。血主肝，故勤书则伤肝。主目昏，肝伤则自生风。热气上凑目，其昏亦甚。不可专服补药，须服益血镇肝明目药。

熟干地黄_{酒洒九蒸九曝，焙干，秤一两半}　黄连_{一两，去须}　决明子_{一两}

---

① 且：王本、叶本作"俱"。

没药别研　甘菊花　防风去钗股　羌活去苗①　桂心不见火　光明朱砂各半两，水飞

上细末，炼蜜圆如梧子大，每服三十圆，熟水下，食后，日三服。

读书之苦，伤肝损目，诚然。晋范宁尝苦目痛，就张湛求方。湛戏之曰：古方宋阳子少得其术，以授鲁东门伯，次授左丘明，世世相传，以及汉杜子夏，晋左太冲，凡此诸贤，并有目疾，得此方云：用损②读书一，减思虑二，专内视三，简外观四，旦晚起③五，夜早眠六。凡六物，熬以神火，下以气筛④，蕴于胸中。七日然后纳诸方寸，修之一时，近能数其目睫，远视尺箠之余，长服不已，洞见墙壁之外，非但明目，乃亦延年。审如是而行之，非可谓之嘲戏，亦奇方也。

【点评】"尺箠之余"（"箠"，同"棰"，短木棍）典故出自《庄子·天下篇》："一尺之棰，日取其半，万世不竭。"意思是一根一尺的木棍，如果每天截取它的一半，永远也取不完。但随着截取时间的无限延长，余下的部分越来越细微。故"远视尺箠之余"意为远能看到极微小的东西。

治头风冷泪　庞安常二方。

甘菊　决明子各三分　白术　羌活去芦　川芎洗　细辛去叶　白芷不见火　荆芥穗各半两

上细末，每服一钱，温汤调下，食后，日三服。

---

① 去苗：按例当为"去芦"。
② 损：减少。
③ 旦晚起：原作"且起晚"，《晋书》列传卷四十五作"旦"，据改。
④ 熬以神火，下以气筛：以精神为火来煎熬，以元气为筛来过滤。筛，同"筛"。

又方

川芎_洗　甘菊　细辛_{去叶}　白术　白芷_{各一分，不见火}

上细末，蜡圆如黍米大，夜卧纳二①圆目中，一时辰换一圆。

荀牧仲顷年尝谓予曰：有一人视一物为两，医者作肝气有余，故见一为二，教服补肝药，皆不验，此何疾也？予曰：孙真人云，目之系上属于脑，后出于脑中。邪中于颈，因逢身之虚，其入深，则随目系入于脑。入于脑则转，转则目系急，急则目眩以转。邪中其睛，所中者不相比，则睛散，睛散则歧，故见两物也。令服驱风入脑药得愈。

犀角升麻汤　王检正希皋，昔患鼻额间痛，或麻痹不仁，如是者数年。忽一日连口唇颊车发际皆痛，不可开口，虽言语饮食亦相妨，左额与颊上常如糊急，手触之则痛。予作足阳明经络受风毒，传入经络，血凝滞而不行，故有此证。或者以排风、小续命、透冰丹之类与之，皆不效。予制此汤赠之，服数日而愈。

上等犀角_{镑，一两一分}　真川升麻_{一两}　防风_{去钗股}　羌活_{去芦。各三分}
白芷_{不见火}　黄芩_{去皮}　川芎_洗　白附子_{炮。各半两}　甘草_{炙，一分}

上粗末，每服四大钱，水一盏半。煎至八分，去滓。通口服，食后临卧，日三四服。

足阳明胃也。《经》云：肠胃为市。又云：阳明多血多气。胃之中，腥膻五味，无所不纳，如市廛②无所不有也。六经之中，血气俱多，腐熟饮食，故食之毒聚于胃，故此方以犀角为主，解饮食之毒也。阳明经络环唇挟口，起于鼻交頞中，循颊车上耳前，过客主人循发际至额颅。故王公所患，皆此一经络也。故以升麻佐之，余药皆涤除风热，升麻黄芩专入胃经，稍通医者，自能晓。

---

① 二：王本作"一"。
② 市廛(chán 缠)：店铺集中之处。

治鼻塞清涕出，脑冷所致方①

通草　辛夷各半两　细辛去叶　甘遂　芎䓖　桂心不见火　附子各一两，炮，去皮脐

上细末，蜜圆绵裹内鼻中，密封塞，勿令气泄，圆如大麻子，稍如微觉小痛，捣姜为圆，即愈。

此《千金》方也，治脑冷所致。此疾亦有脑热者，亦有肺寒者。《素问》云：胆移热于脑。则辛頞鼻渊。又曰：泣涕者脑也，脑渗为涕。又曰：肺之液为涕。其来各有由矣，当审详之。鼻渊者，浊涕下不止，清浊亦自异。

治肺风鼻赤酒渣②方

老山栀为末，溶黄蜡等分，和为圆弹子大，空心茶酒嚼下。半月效。忌酒炙煿。

又方

用枇杷叶去毛③，焙干末之，茶调下一二钱。日三服。

治心脾壅热，生木舌肿胀方④

玄参　升麻　大黄湿纸裹，甑上蒸　犀角镑。各三分　甘草半两，炙

上细末，每服三钱，水一盏，煎至五分，温服，不拘时候。

治口生疮方

升麻一两一分　黄连三分，去须

上细末，绵裹含汁咽。

治食诸鱼骨鲠久不出方

皂角末少许吹鼻中，得鲠出，多秘此方。

---

① 方：原无，据上下体例补。
② 酒渣：即酒渣鼻。"渣"亦作"齇""皻""皶""𪒠""瘥"等。
③ 去毛：叶本作"去毛筋"。
④ 方：原脱，据体例补。

玄参散　治悬痈肿痛不下食。

玄参_{一两}　升麻　射干　大黄_{湿纸裹，甑上蒸。各半两}　甘草_{一分，炙}

上细末，每服三钱，水一盏，煎至七分，放温，时时含咽良验。

红绵散　治聤耳出脓。

白矾煅成白灰，每用一钱，入胭脂一字①，研匀，用绵杖子缠去耳中脓及黄水尽，即别用绵杖子引药入耳中令到底，掺之即干。如壮盛之人，积热上攻，耳出脓水差。用无忧散、雄黄圆，泻三五行即差。

黄芪圆　治肾虚耳鸣。夜间睡着如打战鼓，觉耳内风吹，更四肢抽掣痛。

黄芪_{独茎者，去芦，一两，蜜炙}　白蒺藜_{炒，瓦擦扬去细碎刺}　羌活_{去芦。各半两}　黑附子_{大者一个，炮，去皮脐}　羖羊肾_{一对，焙干}

上细末，酒糊圆如梧子大，每服三四十圆，空心晚食前，煨葱盐汤下。

地黄汤　治男子二十岁因疮毒后肾经热，右耳听事不真。每心中不意②，则转觉重，虚鸣③疼痛。

生干地黄_{二两半}　桑白皮_{洗净，蜜炙黄，一两}　磁石_{捣碎，水淘二三十次，去尽赤汁为度，二两}　枳壳_{去瓤，细切，麸炒黄}　羌活_{去芦}　防风_{去钗股}　黄芩_{去皮}　木通_{去粗皮}　甘草_{各半两，炙}

上粗末，每服四钱，水一盏半，煎七分，去滓，日二三服，不拘时候。

黄芪汤　治口干烦躁生津液，不思食。

黄芪_{蜜炙}　熟干地黄_{酒洒，九蒸九曝，焙干，秤}　白芍药　五味子_拣

---

① 一字：叶本作"一字匕"。上句"一钱"，指"一钱匕"，四分之一钱匕为"一字"，亦称"一字匕"。

② 不意：叶本作"不快意"。

③ 鸣：叶本作"耳鸣"。

麦门冬各三分，水浥去心　白茯苓一分，去皮　甘草炙，半两

上粗末，每服三钱，水一盏半，姜、枣、乌梅同煎，去滓①服。

万病散，一名无忧散　此药凡病皆治，若诸风疾，生疮肿、疥癣，宣转三五行自愈。脏腑积冷壅滞，结为风劳，膀胱宿冷，脏腑衰败，面色萎黄，腹内有癥癖气块，并有疳虫、蛔虫攻心腹俱痛，忽中伤寒脑痛，状似山岚时气瘟疫之疾，并须急服此药，宣转三五行自差，或中风口㖞，不限时节下药，不问丈夫女人，语多謇滞，唾后口中涎出，但十日一服，不过三服永差。又患腰膝疼痛，拜跪艰难，久坐不得，吃食无味，但服一二服见功效。小儿疳痢脱肛者，量儿大小与半服已下，宣转三五行自差，丈夫女人久泄气痢，状似休息者，但服一服，搜出冷脓一二升，当日见效。此药不问春夏秋冬，老少冷热，疾患悉皆治之，任便别服诸药，无不效者。服药后全不似吃宣转药，并不困倦，不妨出入行步，服药后一两日便觉身轻目明，腰下如减十斤重物，顿思饮食，倍于常时，盖缘搜出脏腑中积滞蛊脓故也。无孕妇人久患血劳，萎黄无力者，亦可依方服食，功效不可具载。如有孕妇人，或过废晦，即不可服食，若疾未除，将息三二日后，再服取功效。

黄芪蜜炙　木通去粗皮，剉　桑白皮净洗，蜜炙黄　陈橘皮净洗　吴白术五物。各一两　木香半两，不见火　胡椒半两，以上七味并秤，同为细末，别作一贴　牵牛子五两，微炒，以不通手即止，勿令过热，杵罗取一两，头末别作一贴，余滓弃之

上每服用黄芪散二钱，牵牛子末二钱，拌合令匀。候天色晴明，三更初，以生姜一块拍碎，水一盏煎汤，先用小盏子调药顿服，后更以生姜汤送下。至平明时快宣转三两行，若有蛊脓下多不妨。应脏腑

---

① 去滓：叶本此后有"空心食前"四字。

百病、诸风冷滞，悉皆出尽。宜后一日内吃白粥且补。

解毒雄黄圆　解毒，治缠喉风及急喉痹，或然倒仆，失音不语，或牙关紧急，不省人事。

雄黄_{水飞，一分}　郁金_{一分}　巴豆_{去皮、膜、心、油，二七粒}

上为末，醋煮面糊为圆，如绿豆大，用热茶清下七圆，吐出顽涎，立便苏醒，未吐再服。如至死者心头犹热，灌药不下，即以刀尺铁匙斡①开口灌之，但药下喉咙，无有不活。吐泻些小无妨。又治上膈壅热，痰涎不利，咽喉肿痛，赤眼痛肿。一切毒热，并宜服之。如小儿患喉咽赤肿，及惊热痰涎壅塞，服二圆或三圆，量儿大小加减。

卷外

治重舌方②

五灵脂一两，去砂石，为末，用米醋一大碗同煎，遂旋漱之。

---

① 斡（wò卧）：原作"幹"，据卷一"太一神精圆"同例改。斡，通"揥（wò卧）"，后作"挖"，挖开，撬开。

② 方：原脱，据体例补。

卷第六

诸嗽虚汗消渴

杏酥散　治嗽。

杏仁_{去皮、尖}　款冬花　前胡　半夏_{汤浸七次，薄切，焙}　五味子_拣　麻黄_{去根节}　柴胡_{去苗，洗}　桑白皮_{蜜炙黄}　人参_{去芦}　桔梗_{炒。各等分}

上细末，每服三钱，水一盏半，生姜五片，同煎七分，通口服。

柏子仁圆　戢①阳气，止盗汗，进饮食，退经络热。

新柏子仁_研　半夏曲_{各二两}　牡蛎_{坩埚②子内火煅，用醋淬七次，焙}　人参_{去芦}　麻黄根_{漫火炙，拭去汗}　吴白术　五味子_{拣。各一两}　净麸_{半两，漫火炒}

上八味为末，枣肉圆如梧子大，空心米饮下三五十圆，日二服，得效减一服，好愈即住。作散调亦可。

牡蛎散　治虚劳盗汗不止。

牡蛎_{坩埚子内煅，醋淬七次，焙}　麻黄根_{漫火炙，拭去汗}　黄芪_{蜜炙，等分}

上细末，每服二钱，水一盏，煎至七分，温服。

防风汤　治风虚多汗恶风。

防风_{五分，去钗股}　泽泻　牡蛎_炒　桂枝_{不见火。各三分}

上细末，每服二钱，食后酒调下。

---

①　戢：收敛，收藏。

②　坩埚：用极耐火的材料（如粘土、石墨、瓷土或较难熔化的金属）所制的器皿或熔化罐。

又方

白术　防风_{去钗股。}各一两　牡蛎_{三分，炒如粉}

上细末，酒调二钱服。恶风加防风一倍，气^①加术，面肿加牡蛎。

治消渴方

浮石　舶上青黛_{各等分}　麝少许

上细末，每服一钱，温汤调下。

神效散　治渴疾饮水不止。

白浮石　蛤粉　蝉壳_{去头、足。各等分}

上细末，用鲫鱼胆七个，调三钱服，不拘时候，神效。

《古方验录论^②》：消渴有三种：一者渴而饮水多，小便数，脂似麸片甜者，消渴病也；二者吃食多，不甚渴，小便少，似有油而数者，消中病也；三者渴饮水不能多，但腿肿，脚先瘦小，阴痿弱，小便数，此肾消病也。特忌房劳。

肾气圆　《千金》云：消渴病所忌者有三：一饮酒，二房室，三咸食及面。能忌此，虽不服药，亦自可，消渴之人，愈与未愈，常须虑患大痈，必于骨节间忽发痈疽而卒。予亲见友人邵任道，患渴数年，果以痈疽而死。唐祠部李郎中论：消渴者，肾虚所致，每发则小便甜，医者多不知其疾。故古今亦阙而不言。《洪范》言：稼穑作甘。以物理推之，淋饧^③醋酒作脯法，须臾即皆能甜也，足明人食之后，滋味皆甜，流在膀胱，若腰肾气盛，是为真火，上蒸脾胃，变化饮食，分流水谷从二阴出，精气入骨髓，合营卫，行血脉，营养一

---

①　气：叶本作"少气"。
②　古方验录论：《外台秘要》卷十一引作"古今录验方"，当从。
③　饧：用麦芽或谷芽熬成的饴糖。

身①。其次以为脂膏，其次以为血肉也，其余则为小便。故小便色黄，血之余也。臊气者，五脏之气。咸润者，则下味也。腰肾既虚冷，则不能蒸于谷气，而尽下为小便，故味甘不变其色，清冷则肌肤枯槁也。犹如乳母谷气上泄，皆为乳汁。消渴病者，下泄为小便。皆精气不实于内，则小便数，瘦弱也。又肺为五脏华盖，若下有暖气蒸则肺润。若下冷极，则阳气不能升，故肺干则渴。《易》于否卦，乾上坤下，阳无阴而不降，阴无阳而不升，上下不交，故成否也。譬如釜中有水，以火暖之，其釜若以板覆之，则暖气上腾，故板能润也。若无火力，水气不能上，此板则终不得润也。火力者，则是腰肾强盛也。常须暖补肾气，饮食得火力，则润上而易消，亦免干渴也。故张仲景云：宜服肾气八味圆。此疾与脚气，虽同为肾虚所致，其脚气始发于二三月，盛于五六月，衰于七八月。凡消渴始发于七八月，盛于十一月、十二月，衰于二三月，其故何也？夫脚气，壅疾也；消渴，宣疾也。春夏阳气上，故壅疾发，则宣疾愈；秋冬阳气下，故宣疾发，则壅疾愈也。审此二者，疾可理也。犹如善为政者，宽以济猛，猛以济宽，随事制度尔。仲景云：足太阳者，是膀胱之经也，膀胱者，肾之腑。小便数，此为气盛，气盛则消谷，大便硬，衰则为消渴也。男子消渴，饮一斗，小便亦得一斗，宜八味肾气圆。

八味肾气圆

干地黄_{酒洒，九蒸九曝，焙，秤半斤} 山药_{四两} 茯苓_{去皮} 牡丹皮 附子_{炮，去皮脐} 桂心_{不见火。各三两} 泽泻_{四两} 山茱萸_{连核，五两}

上细末，炼蜜圆如梧子大，酒下二三十圆。忌猪肉、冷水、芜

---

① 若腰肾气盛……营养一身：此处叶本作"若腰肾气盛，则上蒸精气，精气则下入骨髓"。

蓂、胡荽。《千金》生地黄煎亦佳，在中部①心热中。

生地黄煎 治脉热极则血气脱，色白干燥不泽，食饮不为肌肤，生地黄煎。消热极强胃气方。此方制度分两，尚须临时斟酌。

生地黄汁 赤蜜各一斤 人参去芦 茯苓去皮 芍药 白术各三两 甘草二两 生麦门冬一斤 石膏六两 生葳蕤四两 干地黄三两 远志二两 豉心②一斤

上十三味，㕮咀，水一斗二升，煮十一味，取二升七合，去滓，下地黄、蜜更煎，取三升五合，分四服。

三消圆 治消渴。

好黄连去须，细末，不计多少，到冬瓜肉研裂自然汁和成饼子，阴干，再为末。再用汁浸和，如是七次。即用冬瓜汁为圆，梧子大。每服三四十圆，以冬瓜汁煎大麦仁汤送下。寻常渴③，止一服。

金疮痈疽打扑诸疮破伤风

地黄散 治金疮止血，除疼痛，避风，续筋骨，生肌肉。

地黄苗 地菘 青蒿 苍耳苗 赤芍药各五两，入水取汁 石灰三升 生艾汁三两

上五月五、七月七，午时修合。以前药汁拌石灰阴干，入黄丹三两，更杵罗细。凡有金疮伤折出血，用药封裹，勿令动着，十日差，不肿不脓。

---

① 中部：此指《备急千金要方》三十卷之中十卷。今见于江户本《备急千金要方》卷十四第四。叶本作"《卷四·虚热》部"，误。

② 豉心一斤：《备急千金要方》卷十三第四作"蕈心(一升。一作豉)"。

③ 渴：叶本作"消渴"。

92

刘寄奴散 敛金疮口，止疼痛。

刘寄奴一味为末，掺金疮口，裹。

宋高祖刘裕微时伐狄[1]，见大蛇长数丈，射之伤。明日复至，闻有杵臼声，往觇[2]之，见有青衣童子数人于榛[3]中捣药，问其故。答曰：我王为刘寄奴所射，药敷之。帝曰：吾[4]神何不杀？答曰：寄奴，王者，不死，不可杀。帝叱之，皆散，收药而反。每遇金疮，敷之良验。寄奴，高祖小字也。此药非止治金疮，治汤火疮至妙。《经验方》云：刘寄奴为末，先以糯米浆鸡翎扫伤着处，后掺末药在上，并不痛，亦无痕。大凡伤着，急用盐末掺之，护肉不坏，然后药敷之。

芸苔散 治从高堕下坠损，恶血在骨节，疼痛。

荆芥穗　藕节各二两，阴干　芸苔子　川芒硝　马齿苋各一两，阴干

上细末，用苏枋木半两，酒一大盏，煎至七分，调下二钱服，不拘时候。

梦龟散 治腕折伤筋损骨，疼痛不可忍。

生地黄一斤，切　藏瓜姜糟一斤　生姜四两，切

上都炒令匀热，以布裹罨伤折处，冷则易之。曾有人伤折，宜用生龟。寻捕一龟将杀，患人忽梦见龟告言曰：勿相害，吾有奇方可疗，于梦中授此方。

水仙散 治打扑坠损，恶血攻心，闷乱疼痛。

未展荷叶阴干，一味为末。食前，以童子热小便一小盏，调下三钱，以利下恶物为度。一方用大干荷叶五片，烧令烟尽，细研作一服，如上服之。

---

① 伐狄：当作"伐荻"。指收采荻草。
② 觇（chān 搀）：看，偷偷地察看。
③ 榛：丛杂的草木。
④ 吾：王本作"王"。

槟榔散 长肉，止痛，生肌。

槟榔 黄连_{去须} 木香_{各等分}

上为细末，薄贴疮上，神效。

地黄膏 治打扑伤损，及一切痛肿未破。令肉①消方

生地黄_{研如泥} 木香_{细末}

上以地黄膏，随肿大小摊于纸上，掺木香末一层，又再摊地黄贴肿上，不过三五度即愈。

元祐中，宗人许元公，纳省试卷，过兴国寺桥，值微雨地滑，坠马，右臂臼脱。路中一人云：急与挼②入臼中，血渍臼中即难治也。仆者如其说。神已昏，亦不觉痛也。遂僦③卧轿舁④至景德，须臾，亲旧集议所医者，或云：非录事巷田马骑不能兮⑤此疾。急鞭马召至，则已日暮矣。田秉烛视其面色，云尚可治，此疾料理费力，先议所酬，方敢用药。此公去省试只旬日，又是右臂，正妨作字，今须作两等商量。如旬日内，安痊如旧，不妨就试，作一等价；如至期未能就试，则减数别作一等价，悉如其说。遂用药封其肿黯处，至中夜方省⑥，达旦已痛止矣。翌日至，悉去其封药，损处已白，其瘀血青黯已移在臂臼之上。如是数日易之，其肿黯直至肩背。于是用药下之，泻黑血一二升，三五日如旧，臂亦不痛，遂得赴试。可谓妙医矣。元公云：若在外方遭此厄，微⑦田生，吾终作折臂鬼矣。故知堕损手足臼脱，急须挼入，不尔终成芦节也。

---

① 肉：王本、叶本作"内"。

② 挼（ruó）：揉搓。

③ 僦：雇用。

④ 舁（yú 余）：抬。

⑤ 兮：叶本作"了"，王本作"治"。

⑥ 省：知觉。

⑦ 微：无。

宣和中有一国医，忽承快行宣押①就一佛刹医内人，限日今便行。鞭马至，则寂未有人。须臾，卧轿中扶下一内人；又一快行送至奉旨取军令状，限日下安痊。医诊视之，已昏死矣。问其从人，皆不知病之由，惶恐无地。良久，有二三老内人至，下轿环而泣之，方得其实。云：因蹴②秋千，自空而下坠死。医者云：打扑伤损自属外科，欲申明，又恐后时参差不测，再视之，微觉有气。忽忆药箧中有苏合香丸，急取半两，于火上焙去脑麝，用酒半升研化，灌之。至三更方呻吟，五更下恶血数升，调理数日得痊。予谓正当下苏合香圆。盖从高坠下，必挟惊悸，血气错乱，此药非特逐瘀血，而又醒气。医偶用之，遂见功。此药居家不可阙。如气厥、鬼邪、痷瘗③、传尸、心痛时疾之类皆治。《良方》载之甚详，须自合为佳耳。见第一卷。

【点评】痷瘗，郭璞注《方言》谓："病半卧半起也。"当指迁延难愈的疾病。古代"传尸"之异名也称"痷瘗"。如《外台秘要·灸骨蒸法图四首》引崔氏云："骨蒸病者，亦名传尸，亦谓痷瘗。"本条"痷瘗传尸"并提，即用此义。"传尸"，古代又名"痨瘵"，相当于当代结核病，病势缠绵难医，预后不佳。苏合香丸起于唐代，宋代较为盛行，配用香药为多，具有芳香开窍、辟秽止痛之功，用于实证昏厥效果颇佳。故上案中跌伤病人用之最为适宜。然对于"痷瘗传尸"类疾患，用于一时救急虽可，但并非根治之方，救急之后需要针对病情另谋治法。

王蘧④《发背方·序》云："元祐三年夏四月，官京师。疽发于背，

---

① 宣押：指宣布朝廷签署的文告。
② 蹴：踏。
③ 痷瘗（yè dié 夜碟）：半起半卧，迁延难愈的疾病。
④ 王蘧：宋代官吏。编有《经验痈疽方》，又名《发背方》，已佚。

召国医治之，逾月势益甚。得徐州萧县人张生，以艾火加疮上，自旦及暮，凡一百五十壮，知痛乃已。明日镊去黑茄，脓血尽溃，肤理皆红，亦不复痛。始别以药敷之，日一易焉，易时剪去黑烂恶肉，月许，疮乃平。是岁秋夏间，京师士大夫病疽者七人，余独生。此虽司命事，然固有料理，不知其方，遂至不幸者。以人意论之，可谓慨然。于是撰次前后所得方，摸版以施。庶几古人济众之意。绍圣三年三月日题。"

柞木散　治诸般痈肿[①]发背。

柞木叶四两，干　干荷叶　金婴根萱草也　甘草节　地榆各一两

上同剉，捣为煮散，每服半两，水二碗，煎至一碗。分两服，早晚各一，并滓再煎一服。脓血者自干，未成者自消。忌饮食毒。

敛疮内消方

黄明胶一两，水半升消了[②]，入黄丹一两，再煮三五沸，又放温冷。以鸡毛扫在疮口上。如未成，即涂肿处，自消。

七宝散　治痈疽止痛拔毒。

干荷叶心当中如钱片，不计多少，为粗末。每用三匙，水二碗，漫火煎至一碗半，放温，淋洗，揩干，以太白膏敷。

沈遇明一方

荷叶一两，藁本半两，为末，如前用。

太白膏

寒水石水飞过，用腊月猪脂调成膏，随疮大小，用薄纸摊贴之。

国老膏

横纹甘草一斤，擘开椎碎，用水一斗，浸两宿，夏浸一宿，按细夹绢滤去滓，入银石器内，漫火熬成膏，分作三服，每发以温酒半升

---

① 痈肿：叶本作"痈疽"。
② 消了：叶本作"煮化"。

调下。更量年齿老少，分作数服。

黄芪散 令发背自溃。

绵黄芪_{细者，洗，焙，一两} 甘草_{炙，半两} 皂角刺_{择红紫者，剉，麸炒黄，一两}

上细末，每服一大钱，酒一盏，乳香一块，煎七分去滓，温服。加当归、赤芍药各半两尤效速。

生犀散 托里排脓。

皂角刺_{不计多少，粗大紫色者}

上藏瓶中，盐泥固济，炭火烧过存性，放冷，出碾为细末。每服一钱，薄酒微温调下，暑月用陈米饮下。

黄芪圆 清心内固。

绵黄芪_{蜜炙} 人参_{去芦。各一两}

上细末，入真生龙脑一钱，研细，用生藕汁和圆绿豆大，每服三十圆，温熟水下。加至四十圆，日三服。

内托散 治一切疮毒。

绿豆粉_{一两，细研} 通明乳香_{一分，漫火于银石器中炒，手指搅，使干可捻，急倾出在纸上，用扇扇冷，便研令极细用}

上同研匀，凡一切恶疮，难名痈肿，每用二钱至三钱，食后临卧浓煎甘草汤调下。如打扑及诸般内损，用温酒调下，食后空心服些少，即内消，大损则败血从大便出矣。

治发背痈疽方

车螯壳一两个，泥固济，火煅为末，栝蒌一枚，灯心五十茎，蜜一大匙，用酒一升，煎下三味，微熟。调末二大钱服，不过二服。止痛去毒。

治痈疽已有疮眼，未出脓，痛不可忍。用此**药纴**①**即脓出方**②

―――――――

① 纴（rèn 任）：穿，引。

② 方：原无，据体例补。

巴豆一个，去皮膜，不去心油，盐豉十四个，口中含去皮令软，同研烂，入真麝少许。如难圆，入少许稀糊，捏作饼子，或如鼠粪尖，或圆子。临时看疮口纤之，只以纸捻子送入药，便不用纸捻子。须臾必痛，忍之，良久脓出。

治发背方

草决明生用一升，捣碎，生甘草一两，亦碎，水三升，煮取一升，温分二服。大抵血滞则生疮，肝为宿血之脏，而决明和肝气，不损元气也。

玉真散　治破伤风及打扑伤损。

天南星汤洗七次　防风去钗股。各等分

上细末，如破伤①以药敷贴疮口，然后以温酒调下一钱。如牙关急紧，角弓反张，用药二钱，童子小便调下。或因斗伤相打，内有伤损之人，以药二钱，温酒调下。打伤至死，但心头微温，以童子小便调下二钱，并三服，可救二人性命。

---

① 破伤：叶本作"破伤风"。

卷第七

诸虫飞尸鬼疰

制诸虫方

白芜荑　槟榔各一两

上为细末，蒸饼圆如梧子大，每服十五圆至二十圆，温汤下。

去劳热方　制虫解劳，悦泽肌肤。

槟榔一两半　干漆烧令烟尽，半两　龙胆一两

上为细末，炼蜜圆如梧子大，每服十圆至十五圆，熟水下。

治寸白虫方　黑铅灰抄①四钱一服，先吃猪肉脯少许，一时来，却用沙糖浓水半盏调灰，五更服，虫尽下，白粥将息一日。《良方》疗寸白，用锡沙、芜荑、槟榔者，极佳。

予宣和中，每觉心中多嘈杂，意谓饮作，又疑是虫。漫依《良方》所说服之。翌日下虫二条，一长二尺五寸，头扁阔尾尖锐。每寸作一节，斑斑如锦纹，一条皆寸断矣。《千金》所谓劳则生热，热则生虫。心虫曰蛔，脾虫寸白，肾虫如寸截丝缕，肝虫如烂杏，肺虫如蚕。五虫皆能杀人，惟肺虫为急。肺虫居肺叶之内，蚀人肺系，故成瘵疾，咯血声嘶，药所不到，治之为难。有人说《道藏》中载诸虫头皆向下行，唯是初一至初五以前头上行，故用药者多取月朏②以前。盖谓是也。

---

① 抄：四库本、王本作"炒"。

② 朏（fěi匪）：农历新月之初开始生明发光之日。

《良方》疗寸白虫方

锡沙_{作银泥者，无即以黄丹代，油和如梧子大}　芜荑仁　槟榔_{二物等分，为末}

上煎石榴根浓汁半升，下散三钱、圆五枚，中夜服，旦日取下。

治飞尸者，游走皮肤，穿脏腑，每发刺痛，变作无常。遁尸者，附骨入肉，攻凿血脉，每发不可得近。见尸丧者，闻哀哭便发。风尸者，淫濯①四肢，不知痛之所在，每发昏沉，得风雪便作。沉尸者，缠骨结脏，冲心胁，每发绞切，遇寒冷便作。注尸者，举身沉重，精神错杂，常觉昏废，每②节气致变，辄成大恶，皆宜用此方。

忍冬叶剉数斛，煮取浓汁，稠煎之，服如鸡子大一枚，日三。太一神精丹、苏合香圆。治此疾第一。

雄朱散　因丧惊忧，悲哀烦恼，感尸气而成诸变动不已，似冷似热，风气触则发。

雄黄_{水飞}　朱砂_{水飞}　桔梗_炒　羌活_{去芦}　当归_{洗，去芦，薄切，焙干，秤}　升麻　川乌_{炮，去皮尖}　芍药　犀角_镑　龙齿_研　鬼箭_{削其羽，炒}　川芎_洗　白僵蚕_{去丝嘴，炒}　陈皮_{去白}　山栀子_{去皮}　南星_炮　木香　虎胫骨_{醋炙}　紫苏子_炒　莽草　枳壳_{去穰，麸炒黄}　白术　黄芩_{去皮。各一分}　麻黄_{半两，去根节}　蜈蚣_{二条，去头、足，酒炙}　槟榔_{二个}　干蝎_{炒，一分}

上为末。每服二钱，酒调下。日三服。

顷在徽城日，常修合神精丹一料。庚申年，予家一妇人梦中见二苍头③，一在前一在后，手中持一物。前者云：到也未？后应云：到也。击一下，爆然有声，遂魇④，觉后心一点痛，不可忍，昏闷一时许。予忽忆神精丹有此一症，取三粒令服之，遂至府过厅，少顷归，

---

① 淫濯：游走型痛痒感。亦作"淫跃""淫奕"等。
② 昏废每：原作"昏每发"，据四库本、王本、叶本改。
③ 苍头：指以青巾裹头的军人或头发苍白的老人。
④ 魇：梦中惊骇，或觉有物压身，不能动弹。

已无病矣。云服药竟，痛止神醒，今如常矣。日后相识稍有邪气，与一二服，无不应验。方在《千金》中，治中风之要药，但近世少得曾青、磁石，为难合耳。神精丹在《千金方》十二卷中。

人平居无苦疾，忽如死人，身不动摇，默默不知人，目闭不能开，口噤不能言，或微知人，恶闻人声，但如眩冒，移时方寤。此由已汗过多，血少，气并于血，阳独上而不下，气壅塞而不行，故身如死。气过血还，阴阳复通，故移时方寤，名曰郁冒，亦名血厥。妇人多有之，宜白薇汤、仓公散。

白薇汤

白薇　当归洗，去芦，薄切，焙干，秤。各一两　人参去芦，半两　甘草一分，炙

上粗末，每服五钱，水二盏，煎至一盏，去滓温服。

仓公散

瓜蒂　藜芦　雄黄水飞　矾石煅

上各等分，细末，少许吹入鼻中。

腹胁疼痛

枳实散　治男子两胁疼痛。

枳实一两，麸炒，去瓤　白芍药炒黄　雀脑芎　人参去芦。各半两

上细末，姜枣汤调下二钱，酒亦得，食前，日三服。

葛根汤　治胁肋下痛，不美食。

葛根半两　桔梗炒　防风去钗股　白芍药　甘草炙　诃子去核　川芎洗　白术　枳壳各一两，去瓤，麸炒黄

上粗末，每服四钱，水一盏半，姜枣同煎至七分，去滓。温服，

日四五服。

枳壳煮散 治悲哀烦恼伤肝气，至两胁骨疼，筋脉紧急，腰脚重滞，两股筋急，两胁牵痛，四肢不能举，渐至脊膂挛急。此药大治胁痛。

枳壳去穰，麸炒黄 细辛去叶 桔梗炒 防风去钗股 川芎各四两 葛根一两半 甘草二两，炙

上粗末，每服四钱，水一盏半，姜三片，煎至七分，去滓，空心食前温服。

薏苡仁圆 治胁痛如前，兼去手足枯悴。

薏苡仁一两 石斛用细者，去根，净洗，细剉，三分 附子半两，炮，去皮脐 牛膝酒浸，水洗，焙干 生干地黄各三分 柏子仁研 人参去芦 枳壳去穰，麸炒黄 细辛去叶 川芎洗 当归洗，去芦，焙干。各半两 甘草炙①

上细末，炼蜜圆如梧子大，每服三四十圆，酒吞下，空心食前，日三服。圆子可食前，煮散可食后，相兼服为佳。

桂枝散 治因惊伤肝，胁骨里疼痛不已。

枳壳一两，小者，去穰，麸炒黄 桂枝去皮，半两，不见火

上细末，每服二钱，姜枣汤调下。

芎葛汤 治胁下疼痛不可忍，兼治脚弱。

川芎洗 干葛 桂枝去皮，不见火 细辛去叶 枳壳去穰，麸炒黄 人参去芦 芍药 麻黄去节 防风去钗股。各半两 甘草一分，炙

上粗末，每服五钱，水二盏，生姜三片，同煎至七分，去滓，温服，日三服。有汗避风。

沈存中②《良方》载：顷在建康。医者王琪言：诸气唯膀胱气、胁下痛最难治，谓神保圆能治之。熙宁中病项筋痛，诸医皆作风治之，

---

① 甘草炙：叶本作"甘草、川椒仁各一分"。

② 沈存中：即沈括，字存中，号梦溪丈人，北宋著名科学家、政治家。著有《良方》等医书三种，现存《苏沈良方》为沈括所撰《良方》与苏轼所撰《苏学士方》的合编本。

数月不差，乃流入背膂，久之又注右臂，挛痛甚苦。忆琪语有此一证，乃合服之，一服而差，再发，又一服差。

神保圆

木香　胡椒各二钱半　干蝎十个，去毒　巴豆十个，去皮心，研

上为细末，汤释蒸饼圆麻子大，朱砂为衣，每服三粒。心膈痛，柿蒂灯心汤下；腹痛，柿蒂煨姜煎汤下；血痛，炒姜醋汤下；肺气甚者，白矾、蛤粉各三分，黄丹一分同研为散，煎桑根白皮糯米饮调下三钱，小喘只用桑皮糯米饮下；肾气胁下痛，茴香酒下；大便不通，蜜汤调槟榔末一钱下；气噎，木香汤下；宿食不消，茶酒浆饮任下。

止头冷方　治肠下风气作块，寒疝发作，连少腹痛凑心。其积属肝，在右①胁下。故病发则右边手足头面昏痛，不思食。

干葛一两　麻黄三分，去节　侧子一个，炮，去皮脐　川芎洗　防风去钗股　枳实麸炒，去穰　芍药　桂枝去粗皮，不见火　羌活去芦，洗　甘草炙　当归洗，去芦，薄切，焙干。各四钱②

上粗末，每服四钱，水一盏半，姜三片，同煎至七分，去滓，通口服，日三四服。有汗避风。

杂 病

雄黄治疮疡尚矣。《周礼·疡医》云③：凡疗疡以五毒攻之。郑康成注云：今医方合五毒之药，用黄堥④置石胆、丹砂、雄黄、矾石⑤、

---

① 右：叶本作"左"。
② 钱：四库本、叶本作"两"。
③ 云：底本无，据体例补。
④ 堥(wǔ 武)，瓦器，供煎药用。
⑤ 矾石：王本、叶本作"礜石"。

磁石其中，烧之三日三夜，其烟上著，以鸡羽取之以注疮，恶肉破骨则尽出。杨大年尝记其事：族人杨崛，年少时有疡生于颊，连齿辅车，外肿若覆瓯，内溃出脓血不辍，吐之痛楚难忍，疗之百方，弥年①不差。人语之，依郑法制药成，注之疮中，少顷朽骨连两牙溃出，遂愈，后更安宁，信古方攻病之速也。黄垄即瓦合也。

崔元亮《海上方》：治一切心痛，无问新久，以生地黄一味，随人所食多少，捣取汁，搜面作馎饦②，或作冷淘③，良久当利出虫，长一尺许，头似壁宫④，后不复患。刘禹锡《传信方》：正元十年，通事舍人崔抗女患心痛，垂气绝，遂作地黄冷淘食之，便吐一物，可⑤方一寸以来，如虾蟆状，无目足等，微似有口，盖为此物所食，自此顿愈。面中忌用盐。

【点评】古人叙述疼痛部位，多是对位置的直观描述，而非与脏器解剖位置一一对应。由于胃脘与心脏位置接近，故胃痛与心痛常常混称。此段所言为消化道寄生虫病，故此处之心痛，为胃痛的可行性大。

唐碳州王及郎中充西路安抚使判官，乘骡入骆谷，及宿有痔疾，因此大作，其状如胡瓜贯于肠头，热如糖灰⑥火，至驿僵仆⑦。主驿吏云：此病某曾患来，须灸即瘥。用柳枝浓煎汤，先洗痔，便以艾炷灸其上，连灸三五壮，忽觉一道热气入肠中，因大转泻，先血后秽，

---

① 弥年：经年，终年。
② 馎饦：汤饼的别名。古代一种水煮的面食。
③ 冷淘：凉面之类食品。
④ 壁宫：即壁虎。
⑤ 可：大约。
⑥ 糖灰：带火的灰。
⑦ 僵仆：后倒曰僵，前倒曰仆，合指跌倒。

一时至痛楚，泻后遂失胡瓜，登骡而驰。

服桑枝法。桑枝一小升，细切炒香，以水三大升，煎取二升，一日服尽。无时。《图经》云：桑枝性平，不冷不热，可以常服。疗体中风痒干燥，脚气风气，四肢拘挛，上气眼晕，肺气咳嗽，消食利小便。久服轻身，聪明耳目，令人光泽。兼疗口干。《仙经》云：一切仙药不得桑煎不服。出《抱朴子》。政和间予尝病两臂痛，服诸药不效，依此作数剂，臂痛即愈。

治目方用黄连多矣，而羊肝圆尤奇异。用黄连末一两，白羊子肝一具，去膜，同于砂盆内研令极细。众手为圆，如梧子大，每服以温水下三十圆，连作五剂。但是诸眼目疾及障翳青盲，皆治。忌猪肉、冷水。唐崔承元居官时，治一死囚，出活之，囚后数年以病目致死。一旦，崔为内障所苦，丧明逾年，后夜半叹息独坐，忽闻阶除①窸窣②之声，崔问为谁，徐曰：是昔年蒙活之囚，今故报恩至此。遂以此方告，言讫而没。崔依此方合服，不数月，眼复明。

江左尝有商人左膊上有疮，如人面，亦无他苦。商人戏滴酒口中，其面亦赤③；以物食④之，亦能食，多亦觉膊内肉胀起。或不食之，则一臂痹。有善医者，教其历试诸药，不以⑤草木之类悉试之，无所苦。至贝母，其疮乃聚眉闭口。商人喜曰，此药可治也。因以小苇筒毁其口灌之，数日成痂遂愈，然不知何疾也。

唐郑相公云：予为南海节度使，七十有五。越地卑湿，伤于内外，众疾俱作，阳气衰绝。乳石补益之药，百端不应。元和七年，有诃陵

---

① 阶除：台阶。
② 窸窣(xī sū 希苏)：象声词。形容细碎的声音。
③ 赤：王本、叶本作"赤色"。
④ 食(sì 四)：饲，喂。
⑤ 以：王本、叶本作"拘"。

国舶主李摩诃献此方，经七八日而觉应验。自尔常服，其功神验。十年二月罢郡归京，录方传之，其方用破故纸十两，拣洗为末，用胡桃肉去皮二十两，研如泥，即入前末，更以好炼蜜和匀如饴，盛瓷器中。旦日①，以温酒化药一匙服之，不饮酒，温熟水化下。弥久则延年益气，悦心明目，补添筋骨。但禁食芸苔、羊血。番人呼为补骨脂圆。

江陵府节度使进豨莶圆方云②：臣有弟诉，年三十一，中风，床枕五年，百医不差。有道人钟针者，因睹此患曰：可饵豨莶圆必愈。其药多生沃壤，五月间采收、洗去土，摘其叶及枝嫩头，九蒸九曝，不必太燥，但取蒸为度，取为末，炼蜜圆如梧子大。空心温酒或米饮下二十圆至三十圆，所患忽加不得忧，至四十圆，必复如故。至五十服，当复丁壮③。奉敕宣付医院详录。又知益州张咏进表云：臣因葺④龙兴观，掘得一碑，内说修养气术，并药方二件。依方差人访问采觅，其草颇有异，金棱、紫线、素根、紫荄，对节而生，蜀号火杴⑤，茎叶颇同苍耳。谁知至贱之中，乃有殊常之效。臣自吃至百服，眼目轻明。服至千服，髭鬓乌黑，筋力轻健，效验多端。臣本州有都押衙罗守一，曾因中风坠马，失音不语，臣与十服，其病立痊。又和尚知严，年七十，患偏风口眼㖞斜，时时吐涎，臣与七服，亦便差。今合一百剂，差职员史元奏进。

唐柳柳州纂《救三死方》云：元和十二年二月得脚气，夜半痞绝，胁有块大如石，且死，咽塞⑥不知人三日，家人号哭。荥阳郑洵美传杉木汤方。服后半食顷，大下三次，气通块散。用杉木节一大升，橘

---

① 旦日：王本、叶本作"每日"。

② 云：据叶本补。

③ 丁壮：强壮。"丁"义同"壮"。

④ 葺(qì 气)：原指用茅草覆盖房子，后泛指修理房屋。

⑤ 火杴(xiān 仙)：中药豨莶的别名。

⑥ 咽塞：四库本、王本、叶本作"困塞"。

叶一升，无叶以皮代之，大腹槟榔七个，连子碎之，童子小便三大升，共煮一升半，分二服。若一服得快利，停后服。以前三死皆死矣，会①有教者，皆得不死。恐他人不幸有类余病，故传焉。

崔给事顷在泽潞，与李抱真作判官，李相方以球杖按球子，其军将以杖相格，乘势不能止，因伤李相拇指，并爪甲擘破。遽索金疮药裹之，强坐频索酒，饮至数杯，已过量，而面色愈青，忍痛不止。有军吏言取葱新折者，便入煻②灰火煨，乘热剥皮擘开，其间有涕，取罨损处。仍多煨取，续续易热者，凡三易之，面色却赤，斯须云已不痛。凡十数度易，用热葱并涕裹缠，遂毕席笑语。

驴尿治反胃。《外台》载：昔幼年曾经患此疾，每食饼及羹粥等，须臾吐出。贞观中许奉御兄弟及柴蒋等，时称名医，奉敕令治，罄竭其术，竟不能疗。渐至羸惫，死在朝夕。忽有一卫士云：服驴小便，极验。旦服二合后，食惟吐一半；晡时③又服二合，人定④时食粥，吐即便定。迄至今日午时奏知，大内中五六人患反胃，同服，一时俱差。此药稍有毒，服时不可过多。盛取须热服二合，病深七日以来，服之良验。

葛洪云：鬼疰者，是五尸之一疰，又挟诸鬼邪为害。其病变动，乃有三十六种至九十九种，大略使人寒热淋沥，沉沉默默，不知所苦，无处不恶。累年积月，渐就沉滞，以至于死，传与旁人，及至灭门。觉如是候者，急治獭肝一具，阴干，杵细末，水服方寸匕，日三服，未知再服。《肘后》出此方神良。宣和间，天庆观一法师，行考

① 会：恰巧碰上。
② 煻：原作"溏"，据文义改。煻，有余火的灰烬。
③ 晡时：古人日食两餐，近傍晚（申时）所食为"铺食"，其时即为"晡时"。
④ 人定：古时段名，约今之21时~23时。人定，即人安卧。

校①极精严。时一妇人投状，述患人有祟所附。须臾召至，附语云：非我为祸，别是一鬼，亦因病人命衰为祟耳。渠今已成形，在患人肺中为虫，食其肺系，故令吐血声嘶。师掠②之云：此虫还有畏忌否？久而无语，再掠之，良久，云③容其说：惟畏獭爪屑为末，以酒服之则去矣。患家如其言，得愈。此予目所见也，究其患亦相似。獭爪者，殆獭肝之类软。

卷外

椒红圆　治妇人血气不调，脏腑怯弱，风冷邪气，乘虚客搏，脐腹冷疼，胁肋时胀，面色萎黄，肌体羸瘦，怠惰嗜卧，不思饮食。常服补虚损，暖下脏，逐痼冷，进饮食。

沉香　莪术　诃子煨，去核　椒红微炒，出汗　当归微炒　附子炮，去尖、脐、皮　白术各一两　麝香一分，别研　丁香　肉豆蔻炮　良姜切，麻油炒。各半两

上细末，入麝香匀，酒煮面糊，圆如梧桐子大，每服十圆，温酒吞下，空心食前。

胜红圆

莪术　三棱　陈皮去白　青皮去白　缩砂炒　香附子忌铁　干姜炮　丁皮去粗皮　厚朴姜制，炒。各等分

上细末。煮麸糊为圆，如梧桐子大，每服五十圆，生姜紫苏汤送下，不拘时候。

---

① 校：王本、叶本作"讼"。
② 掠：拷问。
③ 云：原作"出"，据京大本眉批改。

卷第八

伤寒时疫上

桂枝汤 治太阳中风，阳脉浮，阴脉弱，发热汗出恶寒①，鼻鸣干呕。今伤风，古方谓之中风。

桂枝去皮，不见火 芍药各一两半 甘草一两，炙

上粗末，抄五钱②，水一盏半，生姜三片，枣一个，同煎至八分，去滓温服。若二三月病温，宜阳旦汤③。

【点评】宋代煮散蔚然成风，故当时医家在转引《伤寒论》时对其中部分汤剂多改为煮散。如庞安时《伤寒总病论》所引经方虽仍按汤剂名转引，但在其书第一张方芍药甘草汤下注曰："贫家难办，或临时抄撮皆可粗末每抄五钱，水二平盏，煎八分服之；有姜枣者，每服入姜三片，枣三枚，一日三服。未中病，可六七服也。"朱肱《类证活人书》也指出："寻常疾势轻者，只抄粗末五钱匕，水一盏半，入姜枣七八分，去滓服之未知再作。"本书卷八卷九方多用仲景方化裁，煎煮法由汤剂改为煮散，亦是时代特色。

如本方桂枝汤，《伤寒论》为汤方，桂枝、芍药、甘草皆哎

---

① 恶寒：叶本作"恶风"。

② 钱：此指钱匕，即以铜钱平抄药末，以不掉落为度。

③ 阳旦汤：桂枝汤的别名。

咀，生姜切、大枣擘，然后"以水七升，微火煮取三升……服一升"，再看疗效决定后二服是否进服，以及是否要再作再服。煮散则是将方中可以打散的药物全部做成散末，然后取其中的一部分（通常是几钱匕），再加入原先未打散的药物（如生姜、大枣），用少量水（一盏到二盏），煎得其中七八成，滤出药液顿服。煮散之药便于预制或制贩，因而曾一度流行。

麻黄汤　治太阳病头痛发热，身疼恶风，无汗而喘。

麻黄去节，百沸汤泡①，去黄汁，焙干，一两半　杏仁三十五枚，去皮尖　桂枝去皮，不见火，一两　甘草半两，炙

上粗末，每服五钱。水一盏半，煎至八分，去滓温服，覆取微汗，不须啜粥。

加减法：伤寒热病，药性须凉，不可大温。夏至后麻黄汤须加知母半两、石膏一两、黄芩一分。盖麻黄汤性热，夏月服之，有发黄斑出之失；唯冬及春，与病人素虚寒者，乃用正方，不有加减②。

仲景论治伤寒一则桂枝，二则麻黄，三则大③青龙。桂枝治中风，麻黄治伤寒，大青龙治中风见寒脉、伤寒见风脉。三者如鼎立，人皆能言之，而不晓前人处方用药之意，故医者多不用，无足怪也。且脉浮而缓者，中风也，故啬啬恶寒，淅淅恶风，翕翕发热，仲景以桂枝对之；浮紧而涩者，伤寒也，故头痛发热，身疼腰痛，骨节疼痛，恶寒无汗而喘，仲景以麻黄对之；至于中风脉浮紧，伤寒脉浮缓，仲景皆以大青龙对之，何也？予尝深究三者，若证候与脉相对，

①　泡：王本、叶本作"煮"。
②　伤寒热病……不有加减：四库本、王本、叶本均无。
③　大：四库本、王本、叶本无此字。

用之无不应手而愈，何以言之？风伤卫，卫，气也；寒伤荣，荣，血也。荣行脉中，卫行脉外。

风伤卫，则风邪干阳气，阳气不固，发越而为汗，是以自汗而表虚，故仲景用桂枝以发其邪，芍药以和其血。盖中风则病在脉之外，其病稍轻，虽同曰发汗，特解肌之药耳，故仲景于桂枝证云：令遍身**漐漐**，微似有汗者佳，不可如水淋漓，病必不除。是知中风不可大发汗，汗过则反动荣血，邪气乘虚而袭之，故病不除也。

寒伤荣，则寒邪入阴血，而荣行脉中者也。寒邪居脉中，非特荣受病，邪自内作，则并与卫气犯之，久则浸淫及骨，是以汗不出而热，齿干以烦宛①。仲景以麻黄发其汗，又以桂枝甘草助其发散，欲涤除内外之邪，荣卫之病尔。大抵二药皆发汗，以桂枝则发其卫之邪，麻黄并荣卫治之，亦自有深浅也。何以验之？仲景桂枝第十九证云：病常自汗出者，此为荣气和，荣气和者外不谐，以卫气不共荣气和谐故尔。以荣行脉中，卫行脉外，复发其汗，荣卫和则愈，宜桂枝汤。又第四十七证云：发热汗出者，此为荣弱卫强，故使汗出，欲散邪风者，宜桂枝汤。是知中风汗出者，荣和而卫不和。又第一卷云：寸口脉浮而紧，浮则为风，紧则为寒；风则伤卫，寒则伤荣；荣卫俱病，骨节烦疼，当发其汗。是知伤寒脉浮紧者，荣卫俱病也。麻黄汤中并用桂枝，此仲景之意也。至于大青龙虽治伤风见寒脉，伤寒见风脉之病，然仲景云：汗出恶风者，不可服之，服之厥逆，便有筋惕肉瞤之证，故大青龙一证尤难用，须是形证谛当，然后可行。故王寔②大夫证治，只用桂枝麻黄各半汤，盖审③之也。

---

① 烦宛：即烦闷。"宛"非"宛（冤）"字。
② 王寔：宋代医家，师从于名医庞安时，著有《伤寒证治》《局方续添伤寒证治》。
③ 审：叶本作"慎"。

【点评】许氏所言麻黄汤、桂枝汤、大青龙汤"三者如鼎立"，始于孙思邈《千金翼方》卷九，对后世影响巨大，亦颇具争议。明代方有执在《伤寒论条辨》中将此种理解命名为"三纲鼎立"，喻昌《尚论篇》亦言："风则伤卫，寒则伤营，风寒兼受，则营卫两伤，三者之病，各分疆界。仲景之桂枝汤、麻黄汤、大青龙汤，鼎足大纲三法，分治三证。"

但三纲鼎立学说的反对者也很多，如当代经方大家胡希恕先生从仲景书原文进行分析，对此学说进行了反驳。胡先生大致观点如下：三纲鼎立学说的理论源头为伤寒论条文"伤寒，脉浮缓，身不疼，但重，乍有轻时，无少阴证者，大青龙汤发之"。本条所言"伤寒"，为鉴别诊断用语，是针对病人"无汗"症状类似伤寒而言，并非真的是"体痛""脉紧"的伤寒表实证，并指出此条为阐述水气病的条文，因体表有水气，所以但重不痛；因为水气并未充斥全身，尚可流动，故"乍有轻时"。"无少阴证者，大青龙汤主之"，则是与《金匮要略·水气病脉证并治》"水之为病，其脉沉小，属少阴"的又一鉴别诊断。故胡氏认为三纲鼎立实属臆断，读者可参考。

大青龙汤

麻黄三两，去节，汤泡，去黄汁，焙干，秤　桂枝去皮，不见火，一两　杏仁二十枚，去皮、尖　大枣五枚　生姜一两半，切碎　甘草一两，炙　石膏如半鸡子大，碎

上剉如麻豆大，每服五钱，水一盏半，煮至八分，去滓温服，取汗为度。若汗周身润，止后服；未周身润，可停待相次服尽。不欲汗多，恐亡阳故也。若汗多不止，用温粉扑之。

温粉方

白术　藁本去苗，净洗　川芎　白芷不见火

上细末，每服一两，入米粉三两和匀，粉扑周身以止汗。无藁本亦得。若汗已出，尽剂服必汗多亡阳，厥逆恶风，烦躁不得眠也①。

桂枝加附子汤

桂枝_{去皮，不见火}　芍药_{各一两半}　甘草_{一两，炙}　附子_{半两，炮，去皮脐}

上粗末，抄五钱，水一盏半，生姜三片，枣一个，同煎至八分，去滓温服。

有一士人，得太阳证②，因发汗，汗不止，恶风，小便涩，足挛曲而不伸。予诊其脉浮而大，浮为风，大为虚。予曰：在仲景方中有两证，大同而小异，一则小便难，一则小便数。用药稍差，有千里之失。仲景第七证云：太阳病，发汗遂漏不止，其人恶风，小便难，四肢微急，难以屈伸者，桂枝加附子汤。第十六证云：伤寒脉浮，自汗出，小便数，心烦，微恶寒，脚挛急，反与③桂枝汤欲攻其表，此误也。得之便厥，咽中干，烦燥吐逆。一则漏风小便难，一则自汗小便数，或恶风，或恶寒，病各不同也。予用第七证桂枝加附子汤，三啜而汗止，佐以甘草芍药汤，足便得伸。其十六证治法见本方。

桂枝加厚朴杏子汤

桂枝_{去皮，不见火}　芍药_{各一两}　甘草_{六钱三字④，炙}　厚朴_{六钱三字，去粗皮，姜汁炙}　杏仁_{去皮尖，十七个}

上剉如麻豆大，抄五大钱，水一盏半，生姜五片，肥枣二枚，擘破，煎至八分，温服，覆取微汗。

---

① 大青龙汤……不得眠也：此部分大青龙汤、温粉方内容四库本、王本、叶本均无。
② 证：四库本、王本作"病"。
③ 与：四库本、王本作"以"。
④ 六钱三字：本方用量为《伤寒论》同方裁取三分之一，甘草、厚朴原方用二两，三分之一则为六钱七分；三字为一钱（钱匕）的四分之三，与"七分"相近。这种"钱"与"字"的组合用法很少见。

戊申正月，有一武臣为寇所执①，置舟中艎板下，数日得脱，乘饥恣食，良久，解衣扪虱，次日遂作伤寒，自汗而膈不利。一医作伤食而下之，一医作解衣中邪而汗之，杂治数日，渐觉昏困，上喘息高。医者怆惶失措。予诊之曰：太阳病下之，表未解，微喘者，桂枝加厚朴杏子汤。此仲景之法也。指令医者急治药，一啜喘定，再啜**漐漐**微汗，至晚身凉而脉已和矣。医曰：某平生不曾用仲景方，不知其神捷如此。予曰：仲景之法，岂诳后人也哉？人自寡学，无以发明耳。

大柴胡汤

柴胡二两，去苗洗　黄芩去皮　芍药各三两　半夏六钱二字，汤浸七次　枳实二枚，去穰，麸炒　大黄半两。《伊尹汤液论》大柴胡同姜枣共八味，今监本无，脱之也

上粗末，抄五钱②，水一盏半，生姜五片，肥枣一个，擘破，煎至八分，去滓温服，以利为度，未利再服。

尝记有人病伤寒，心烦喜呕，往来寒热。医以小柴胡与之，不除。予曰：脉洪大而实，热结在里，小柴胡安能去之？仲景云：伤寒十余日，热结在里，复往来寒热者，与大柴胡汤。三服而病除。大黄荡涤蕴热，伤寒中要药。王叔和云：若不用大黄，恐不名大柴胡。大黄须是酒洗生用为有力。昔后周姚僧垣，名医也。帝因发热，欲服大黄药。僧垣曰：大黄乃是快药，至尊年高，不可轻用。帝不从，服之遂至③不起。及元帝有疾，诸医皆谓至尊至贵不可轻服，宜用平药。僧垣曰：脉洪而实，必有宿食，不用大黄，必无差理。元帝从之，果

---

① 执：捕捉，逮捕。
② 五钱：四库本、王本作"五大钱"。
③ 至：王本作"致"。

下宿食乃愈。合用与不用，必心下明得①谛当，然后可。又记有人患伤寒，身热目痛鼻干，不得卧，大便不通，尺寸脉俱大已数日。一夕汗出。予谓速以大柴胡下之。医骇曰：阳明自汗，津液已漏，法当行蜜兑，何若须用大黄药？予谓曰：子只知抱稳，若用大柴胡，此仲景不传之妙，公安能知之？予力争，竟用大柴胡，二服而愈。仲景论阳明之病，多汗者急下之。人多谓已是自汗，若更下之，岂不表里俱虚？又如论少阴证云：少阴病一二日，口干燥者，急下之。人多谓病发于阴，得之日浅，但见干燥，若更下之，岂不阴气愈盛？举斯二者，则其他疑惑处，不可胜数。此仲景之书，世人罕读也，予以为不然。仲景称急下之者，亦犹急当救表，急当救里。凡称急者，有三处。谓才觉汗多，未至津液干燥，便速下之，则为径捷，免致用蜜兑也。若胸中识得了了，方无可疑。若未能了了，误用之，反不若蜜兑为稳也。

又记一乡人伤寒身热，大便不通，烦渴郁冒。医者用巴豆药下之，虽得溏利，病宛然如旧。予视之，阳明热结在里，非大柴胡、承气等不可。巴豆只去积，安能荡涤邪热蕴毒耶？亟②进大柴胡等三服，得汗而解。尝谓：仲景百一十三方，为圆者有五：理中、陷胸、抵当、乌梅、麻仁。是以理中、陷胸、抵当皆大如弹子，煮化而服，与汤散无异；至于麻仁治脾约、乌梅治温置，皆用小圆以达下部。其他逐邪毒，破坚癖，导瘀血，润燥屎之类，皆凭汤剂，未闻用巴豆小圆药以下邪气也。既下而病不除，不免重以大黄、芒硝下之，安能无损也哉？《局方》云：若身体疼痛，是表证未解，不可服之。

白虎加苍术汤　治湿温多汗。

---

① 明得：叶本作"明了"。
② 亟：急切，赶紧。

知母六两　甘草炙，二合①　石膏一斤　苍术三两，米泔浸　粳米三两

上剉如麻豆大，每服四大钱，水一盏半，煎至八分，去滓，取六分清汁，温服。

癸丑年，故人王彦龙作毗陵仓官②，季夏得疾。胸项多汗，两足逆冷，谵语。医者不晓，杂进药已经旬日。予诊之，其脉关前濡③，关后数。予曰：当作湿温治。盖先受暑后受湿，暑湿相抟，是名湿温。先以白虎加人参汤，次以白虎加苍术汤，头痛渐退，足渐温，汗渐止，三日愈。此病名贼邪，误用药有死之理。有医难曰：何名贼邪？予曰：《难经》论五邪，有实邪、虚邪、正邪、微邪、贼邪。从后来者为虚邪，从前来者为实邪，从所不胜来者为贼邪，从所胜来者为微邪，自病者为正邪。又曰：假令心病中暑为正邪，中湿得之为贼邪，今心先受暑而湿邪胜之，水克火，从所不胜，斯谓之贼邪，此五邪之中最逆也。《难经》又云：湿温之脉，阳濡而弱，阴小而急。濡弱见于阳部，湿气抟暑也，小急见于阴部，暑气蒸湿也。故《经》曰：暑湿相抟，名曰湿温，是谓贼邪也。不特此也，予素有停饮之疾，每至暑月，两足汗漐漐，未尝干。每服此药二三盏，即便愈。

黄芪建中加当归汤

黄芪蜜炙　当归洗，去芦，薄切，焙干，秤。各一两半　白芍药三两　桂一两一分，去粗皮，不见火　甘草一两，炙

上粗末，每服五钱，生姜三片，枣一个，水一盏半，同煎至八分，去滓，取七分清汁，日三服，夜二服，尺脉尚迟，再作一剂。

昔有乡人丘生者病伤寒。予为诊视，发热头疼烦渴，脉虽浮数而无力，尺以下迟而弱。予曰：虽属麻黄证，而尺迟弱。仲景云：尺中

---

① 合：四库本、王本作“两”。赵开美刻《伤寒论》亦作“两”。
② 仓官：王本作“推官”。
③ 濡：同“软”。下同。

迟者，荣气不足，血气微少，未可发汗。予与建中汤加当归、黄芪令饮，翌日脉尚尔，其家煎迫，日夜督发汗药，言几不逊矣。予忍之，但只用建中调荣而已。至五日尺部方应，遂投麻黄汤。啜第二服，发狂，须臾稍定，略睡已得汗矣。信知此事是难是难。仲景虽云不避晨夜，即宜便治。医者亦须顾其表里虚实，待其时日，若不循次第，暂时得安，亏损五脏，以促寿限，何足贵也。《南史》记范云初为梁武帝属官，武帝将有九锡①之命，有②且夕矣。云忽感伤寒之疾，恐不得预③庆事，召徐文伯④诊视，以实恳⑤之曰：可便得愈乎？文伯曰：便差甚易，政⑥恐二年后不复起矣。云曰：朝闻道，夕死犹可，况二年乎！文伯以火烧地，布桃叶，设席，置云于上，顷刻汗解，扑以温粉，翌日果愈，云甚喜。文伯曰：不足喜也。后二年果卒。夫取汗先期，尚促寿限。况不顾表里，不待时日，便欲速效乎？每见病家不耐，病未三四日，昼夜促汗，医者随情顺意，鲜不败事！故予书此为医者之戒。

【点评】本案中，丘生虽发热头疼烦渴，脉浮数，似麻黄汤证；但脉无力，尺以下更迟而弱，则又未满足发汗要求，因而许氏未直接用发汗法。此想法符合《伤寒论》基本道理。不过，脉象在三指之下，浮沉、脉形可以有差别，而速率却不应有别。脉既"数"，则不应同时"迟而弱"。显然，书写病案时，作者想要应和张仲景"尺中迟者，荣气不足，血气微少，未可发汗"之语，

---

① 九锡：中国古代皇帝赐给诸侯、大臣有殊勋者的九种礼器，是最高礼遇的表示。
② 有：四库本、王本作"在"。
③ 预：参与。
④ 徐文伯：南北朝北齐医家，字德秀，撰有《徐文伯药方》《徐文伯疗妇人瘕》，均佚。
⑤ 恳：请求，恳求。
⑥ 政：通"正"。

故刻意地将尺部脉象记为"沉而迟"。不过，本案以及附记范云案，重点在于强调发汗条件未足，不可勉强发汗。勉强发汗，有可能伤损五脏，有性命之忧。这是应当记取的。

蜜兑法①

蜜四两，铜器中文武火煎之，稍凝如饴状，搅之勿令焦，候可圆，即取出捻作梃，如指许长二寸，当热时急作，令头锐，纳谷道中，以手急抱定。欲大便时乃去之，未利再作。

有一士人家病者二人，皆旬日矣。一则身热无汗，大便不通，小便如经②，神昏多睡，诊其脉长大而虚③，予用承气汤下之而愈。一则阳明自汗，大便不通，小便利，津液少口干燥，其脉亦大而虚。予作蜜兑三易之，下燥屎，得溏利而解。其家问曰：皆阳明大便不通，何治之异？予曰：二症虽相似，然自汗小便利者，不可荡涤五脏，为无津液也，然则伤寒大证相似，余症稍有不同，要在变通仔细斟酌。正如格局看命，年、月、日、时皆同，而贵贱穷通不相侔者。于一时之中又有浅深，故知不可不谨。

【点评】《三国志·华佗传》载："府吏儿（倪）寻、李延共止（居住），俱头痛身热，所苦正同。"华佗一用下法、一用发汗，原因是二人体质有"内实""外实"之别，故同病异治。本案亦如是。同是大便不通，一无汗，小便如经，故施以下法；一自汗、大便不通、小便利、津液少口干燥，则施以蜜煎导法。结果疗效皆佳。透过表面的相同，看到内在的不同，从而施以不同治法，

---

① 蜜兑法：此为《伤寒论》蜜煎导法。即将蜜熬制成梃（小棒形，即今栓剂），塞入肛门以通导大便。故"兑"当为"锐"。

② 如经：如常。《广雅》："经，常也。"

③ 虚：王本、叶本作"实"。

这正是中医"辨证施治"的精华所在。

"格局看命"，一般指"子平八字"。古代以人出生之年、月、日、时，各配以天干地支，共四组干支组合，即八个字。古人认为用此八字，再结合出生地点等各方面因素，可对一个人一生的吉凶、福祸、穷通等进行推算。不可尽信。

破阴丹 治阴中伏阳。

硫黄_{舶上者} 水银_{各一两} 陈皮_{去白} 青皮_{去白。各半两，末}

上先将硫黄铫子内熔，次下水银，用铁杖子打匀，令无星，倾入黑茶盏内，研细，入二味匀研，用厚面糊圆如桐子大，每服三十圆。如烦躁，冷盐汤下。如阴证，冷艾汤下。

顷年乡人李信道得疾，六脉沉不见，深按至骨，则沉紧有力。头疼身温烦躁，指末皆冷，中满恶心。更两医矣，医者不识，只供调气药。予因诊视曰：此阴中伏阳也。仲景法中无此证，世人患此者多，若用热药以助之，则为阴邪隔绝，不能导引真阳，反生客热；用冷药，则所伏真火愈见消烁；须用破散阴气、导达真火之药，使火升水降，然后得汗而解。予授此药二百粒，作一服，冷盐汤下，不半时烦躁狂热，手足躁扰，其家大惊。予曰：俗所谓换阳也[1]，须臾稍定，略睡已得汗，自昏达旦方止，身凉而病除。

小柴胡加地黄汤 治妇人室女伤寒发热，或发寒热，经水适来或适断，昼则明了，夜则谵语，如见鬼状。亦治产后恶露方来，忽尔断绝。

柴胡_{一两一分，去苗，洗净} 人参_{去芦} 半夏_{汤洗七次} 黄芩_{去皮} 甘草_炙 生干地黄_{各半两}

---

① 也：叶本此后有"无恐"二字。

上粗末，每服五钱，水二盏，生姜五片，枣二个，同煎至八分，去滓温服。

辛亥中，寓居毗陵。学官王仲礼，其妹病伤寒，发寒热，遇夜则如有鬼物所凭[①]。六七日忽昏塞，涎响如引锯，牙关紧急，瞑目不知人，疾势极危。召予视。予曰：得病之初，曾值月经来否？其家云：月经方来，病作而经遂止，得一二日，发寒热，昼虽静，夜则有鬼祟。从昨日来涎生，不省人事。予曰：此热入血室证也。仲景云：妇人中风，发热恶寒，经水适来，昼则明了，暮则谵语，如见鬼状，发作有时，此名热入血室。医者不晓，以刚剂与之，遂致胸膈不利，涎潮上脘，喘急息高，昏冒不知人。当先化其涎，后除其热。予急以一呷散投之，两时顷，涎下得睡省人事，次授以小柴胡加地黄汤，三服而热除，不汗而自解矣。一呷散附卷末。

又记一妇人患热入血室证，医者不识，用补血调气药，涵养数日[②]，遂成血结胸，或劝用前药。予曰：小柴胡用已迟，不可行也。无已，则有一焉，刺期门穴斯可矣。但予不能针，请善针者治之，如言而愈。或问曰：热入血室，何为而成结胸也？予曰：邪气传入经络，与正气相搏，上下流行，或遇经水适来适断，邪气乘虚而入血室。血为邪迫，上入肝经，肝受邪则谵语而见鬼。复入膻中，则血结于胸也。何以言之？妇人平居，水当养于木，血当养于肝也。方未受孕则下行之以为月水，既妊娠则中蓄[③]之以养胎，及已产则上壅以为乳，皆血也。今邪逐血并归肝经，聚于膻中，结于乳下。故手触之则痛，非汤剂可及。故当刺期门也。《活人书》海蛤散治血结胸。今具

---

① 凭：依凭，附着。
② 涵养数日：原脱，据叶本补。
③ 蓄：原作"蓋"，据王本、叶本改。

于后①。

期门二穴，直两乳第二肋间，是穴肝经、脾经、阴维之会。妇人伤寒，过经不解，当针期门使经不传，可针四分。又治胸中烦热，奔狨②上下，霍乱泄利，腹坚硬，喘不得卧，胁下积气，产后余疾，饮食不下，胸胁支满，心中切痛，可灸五壮。

海蛤散 妇人伤寒血结胸膈，揉而痛不可抚近。

海蛤 滑石 甘草炙。各一两 芒硝半两

上为末，每服二钱，鸡子清调下。

小肠通利，则胸膈血散；膻中血聚，则小肠壅。小肠壅膻中血不流行，宜此方。若小便血数行，更宜桂枝红花汤，发其汗则愈。《活人书》云：此方疑非仲景方，然其言颇有理，姑存之。桂枝红花汤只桂枝汤中加红花一捻。

真武汤 治太阳病汗过不解，头眩筋惕肉瞤。

茯苓去皮 芍药各三分 附子一枚，炮，去皮脐，用四之一 白术半两

上粗末，抄五钱，生姜五片，水一盏半，煎八分，去滓温服。若小便利者去茯苓；下利者去芍药，加干姜二分；呕者去附子，加生姜二两；咳者加五味子六钱一字、细辛一分、干姜一分。日三服。

乡里有姓京者，以鬻③绳为业。子年三十，初得病身微汗，脉弱恶风。医以麻黄药与之，汗遂不止，发热，心多惊悸，夜不得眠，谵语不识人，筋惕肉瞤，振振动摇。医者又进惊风药。予曰：此强汗之过也。仲景云：脉微弱，汗出恶风，不可服青龙汤。服之则筋惕肉瞤，此为逆也。惟真武汤可救，进此三服，佐以清心圆、

---

① 今具于后：原脱，据王本、叶本补。
② 奔狨：言少腹有气上冲到心胸，若小猪冲突。亦作"奔豚"。"狨"同"豚"，小猪。
③ 鬻(yù 育)：卖。

竹叶汤①，数②日愈。

清心圆　退余热，生津液，止烦渴。

地骨皮去心　黄芩去皮　麦门冬用水浸去心　青黛　车前子　乌梅肉　蒲黄炒　香附子炒，去毛。各等分

上为末，炼蜜圆如弹子，非时含化一圆，或熟水化服。

竹叶石膏汤　治大病后虚羸少气，呕逆欲吐。

石膏四两，杵碎　半夏七钱半，汤洗七次　人参半两，去芦　麦门冬二两，用水浸去心　淡竹叶半把　甘草半两，炙

上剉如麻豆大，每服五钱，水一盏半，粳米一百余粒，煮至八分，米熟汤成，去滓温服。呕者加生姜一两半。

白虎加人参汤

石膏四两，杵碎，绵裹　知母一两半　甘草二两半，炙　粳米一合半　人参半两，去芦

上剉如麻豆大，每服五钱，水一盏半，煮至八分，米熟为度，去滓温服。《局方》云：食后服此药，立夏后、立秋前可服，春时及立秋后并亡血虚家并不可服。

有人病初呕吐，俄③为医者下之，已七八日，而内外发热。予诊之曰：当用白虎加人参汤。或曰：既吐复下，且重虚矣，白虎可用乎？予曰：仲景云：若吐下后，七八日不解，热结在里，表里俱热者，白虎加人参汤。此正相当也。盖始吐者，热在胃脘而脉实；今虚而大，三投汤而愈。仲景既称伤寒若吐下后，七八日不解，热结在里，表里俱热者，白虎加人参汤主之。又云：伤寒脉浮，发热无汗，其表不解，不可与白虎汤。又云：伤寒脉浮滑，此以表有热里有寒，

---

① 竹叶汤：四库本之后有"送下"二字。
② 数：底本模糊不清，据叶本补。
③ 俄：时间很短；突然间。

白虎汤主之。国朝林亿①校正，谓仲景于此表里自差矣，予谓不然。大抵白虎能除伤寒中暍，表里发热。故前后二证，或云表里俱热，或云表热里寒，皆可服之。中一种脉浮无汗，其表不解，全是麻黄与葛根证，安可行白虎也？林亿见所称表里不同，便谓之差互②，是亦不思之过也。

肉豆蔻汤 治伤寒汗后吃噫③。

肉豆蔻一个 石莲肉去心，炒 茴香各一分，炒 丁香半分，不见火 枇杷叶五片，拭去毛，炙 人参半两，去芦

上剉细，用水四盏，生姜十片，煎二盏，去滓，空心温服，分二服。

良姜汤

橘皮去白 良姜切，炒 桂枝去皮，不见火 当归洗，去芦，薄切，焙干，秤。各一分 麻黄去节，百沸汤泡，去黄汁，焙干，半两 槟榔三个，别末 甘草一分，炙 杏仁二十枚，去皮、尖

上粗末，用水四盏，姜十片，枣三个，同煎至二盏，去滓，下槟榔末，再④煎三沸，通口服一盏，未已再作一剂。

庞老云：伤寒吃噫不止，是阴阳气升降，欲作汗，升之不上，降之不下，故胃气上逆，为吃噫无休止。宜此方。

吃噫又方

枳壳半两，去穰，麸炒黄 木香一钱

① 林亿：北宋医学家。北宋嘉祐二年（1057）政府设立校正医书局，林亿为主要校正者之一，参与校定《嘉祐补注神农本草》；又于熙宁年间（1068—1077）参与校定《黄帝内经素问》《伤寒论》《金匮玉函经》《脉经》《针灸甲乙经》《诸病源候论》《备急千金要方》《千金翼方》《外台秘要》等古代重要医籍。

② 差互：差错。

③ 吃噫(ǎi 矮)：呃噫，呃逆嗳气。噫，同"嗳"。

④ 再：王本、叶本作"更"。

上细末，每服一钱，白汤调下，未知，再与①。

滑石圆　治伤寒衄血。

滑石末②，不拘多少，饭圆如桐子大，每服十圆，微嚼破，新水咽下立止，只用药末一大钱，饭少许同嚼下亦得。老幼皆可服。

汤晦叔云：鼻衄者，当汗不汗所致，其血青黑③时，不以多少，勿得止。宜服温和药以调其荣卫。才见鲜血，急以此药止之。

桂枝汤_{方在前}

有人病发热恶寒自汗，脉浮而微弱，三服此汤而愈。此方在仲景一百十三方内，独冠其首，今人全不用，苦④哉？仲景云：太阳中风，阳浮而阴弱，阳浮者热自发，阴弱者汗自出，啬啬恶寒，淅淅恶风，翕翕发热，宜桂枝汤。此脉与证，仲景说得甚分明，只后人看不透，所以不敢用。仲景云：假令寸口脉微，名曰阳不足，阴气上入阳中则洒淅恶寒也。尺脉弱，名曰阴不足，阳气下陷入阴中则发热也。此谓元受病者而⑤然也。又曰：阳微则恶寒，阴弱则发热。医发其汗，使阳气微，又大下之，令阴气弱，此谓医所病而然也。大抵阴不足，阳往从之，故内陷而发热；阳不足，阴往乘之，故阴上入阳中则恶寒。举此二端，明白如此⑥，何惮而不用⑦桂枝哉。

茵陈蒿汤　治胃中有热、有湿、有宿谷相搏，发黄。

茵陈蒿_{嫩者，一两半}　大黄_{三分，以湿纸裹甑上蒸}　栀子_{小者十枚，去皮}

上粗末，每服一钱，水一盏半，煎至八分去滓，调五苓散二钱

---

① 再与：叶本后有"服"字。

② 滑石末：叶本为"滑石飞净为末"。

③ 青黑：王本、叶本作"紫黑"。

④ 苦：王本、叶本作"何"，义长。

⑤ 而：原脱，据王本、叶本补。

⑥ 如此：叶本作"人"。

⑦ 用：王本、叶本作"行"。

服，以知为度。

五苓散 治伤寒温热病表里未解，头痛发热，口燥咽干，烦渴饮水，或水入即吐，或小便不利，及汗出表解烦渴不止者宜服。又治霍乱吐泻，燥渴引饮。

猪苓去黑皮，一两半　泽泻二两半　白术一两半　白茯苓去皮，一两半

桂一两，去粗皮，不见火

上件各事持捣为散，拌匀，每服三钱，白汤调下，不计时候，服讫多饮热汤，汗出即愈。又治瘀热在里，身发黄疸，浓煎茵陈蒿汤下，食前服。疸病发渴及中暑引饮，亦可用水调服。《局方》云：小儿加白术末少许服之，若发虚加黄芪、人参末服之。

瓜蒂散 治头中寒湿，发黄疸。

瓜蒂二七个　赤小豆　秫米各二七粒

上细末，水法圆①如大豆大，一枚许纳鼻中，缩②鼻令入，当出黄水，切不可吹入。

庚戌年避地维扬界，有一家③病伤寒七八日，身体洞黄，鼻目皆痛，两髀及项颈腰脊强急，大便涩，小便如金。予曰：脉紧且数，脾元受湿，暑热蕴蓄于太阳之经，宿谷相搏，郁蒸而不散，故使头面有汗，至颈以下无之。若鼻中气冷，寸口近掌无脉，则不疗。急用茵陈汤调五苓散与之，数服差。

又记一家病身痛，面黄喘满，头痛，自能饮食，大小便如经。予诊之，脉大而虚，鼻塞且烦。予曰：非湿热、宿谷相搏，此乃头中寒湿。茵陈五苓不可行也。仲景云：湿家病身疼痛，发热面黄而喘，头痛鼻塞而烦，其脉大，自能饮食，中和无病，病在头中寒湿，故鼻

---

① 水法圆：叶本作"水法捏成圆"。
② 缩：用同"嗍"，吸嗍。
③ 一家：叶本作"一人"。

塞。纳药鼻中则愈。仲景无药方，此方见《外台》《删繁》，证云：治天行热毒，通贯脏腑，沉鼓骨髓之间，或为黄疸，宜瓜蒂散。盖此方也。

又记一舟梢病伤寒发黄，鼻内酸痛，身与目如金，小便赤而数，大便如经。或者欲用茵陈五苓。予曰：非其治也。小便和大便如常，则知病不在脏腑。今眼睛疼，鼻颊痛，是病在清道①中。清道者，华盖肺之经也。若下大黄，则必腹胀为逆，亦用瓜蒂散。先含水，次搐之，鼻中黄水尽乃愈。

一呷散 即《九篇卫生方》驱风妙应散。疗危恶诸风，角弓反张，失音不语，牙关紧急，涎潮发搐，目睁直视，精神昏塞。呷，迄甲切，吸呷也。

大天南星不拘多少

上选腊辰日，以河水露星宿下浸四十九日，浸毕取出，用米泔水洗去滑，焙干为细末。每服大人用一钱，小儿一字，并生姜薄荷汤调服。如牙关紧急，口紧不开，即斡②开口。先以此药末先揩牙，须臾口开，即温温③灌之。

---

① 清道：此指肺呼吸之道。

② 斡(wò卧)：原作"幹"，据卷一"太一神精圆"同例改。斡，通"揎(wò卧)"，后作"挖"，挖开，撬开。

③ 温温：柔和的样子。

卷第九

伤寒时疫下

治结胸灸法 <small>阴毒伤寒，关格不通、腹胀喘促、四肢逆冷亦依此灸之，气通可治。</small>

巴豆<small>十四枚</small> 黄连<small>七寸，和皮用</small>

上捣细，用津唾和成膏，填入脐心，以艾灸其上。腹中有声，其病去矣。不拘壮数，病去为度。才灸了，便以温汤浸手帕拭之，恐生疮也。

鹊石散 治伤寒发狂，或弃衣奔走，逾墙上屋。

黄连<small>去须</small> 寒水石<small>各等分</small>

上细末，每服二钱，浓煎甘草汤，放冷调服。

桂枝麻黄各半汤<small>在前</small>

尝记一亲戚病伤寒，身热头疼无汗，大便不通已四五日。予讯问之，见医者治大黄、朴硝等欲下之。予曰：子姑少待。予为视之，脉浮缓，卧密室中，自称其恶风。予曰：表证如此。虽大便不通数日，腹又不胀，别无所苦，何遽便下？大抵仲景法须表证罢方可下。不尔，邪乘虚入，不为结胸，必为热利也。予作桂枝麻黄各半汤，继以小柴胡，**漐漐**汗出，大便亦通而解。仲景云：凡伤寒之病，多从风寒得之，始表中风寒，入里则不消矣。拟欲攻之，当先解表，乃可下之。若表已解，而内不消，大满大实坚，有燥屎自可除下①之，虽四五日，不能为祸也。若不宜下而便攻之，内虚热②入，协热遂利，烦躁诸变，不可胜数。轻者困笃，重者必死矣。元本正文重叠难晓，予删正，此段其理甚明。大抵风寒入里不消，必有燥屎，或大便坚秘。须是脉不浮，不恶风，表证罢乃可下。大便不通，虽四五日不能为害。若不顾表而便下，遂为协热利也。

抵当圆 治瘀血。

水蛭五枚，炙　虻虫五枚，去翅、足，炒　桃仁六枚，去皮、尖　大黄去皮，湿纸裹，甑上蒸，三分

上为末，炼蜜和作一圆，以水一盏，煎至七分，顿服。晬时③当下血，不下，再作之。

有人病伤寒七八日，脉微而沉，身黄发狂，小腹胀满，脐下冷，小便利。予曰：仲景云：太阳病身黄，脉沉结，小腹硬，小便不利者，为无血也。小便自利，其人如狂者，血证谛也。投以抵当圆下黑血数升，狂止得汗解。《经》云：血在上则忘，在下则狂。太阳膀胱随经而蓄于膀胱，故脐下膨胀。由阑门渗入大肠，若大便黑者，此其证也。

大肠小肠会为阑门。《难经》七冲门：唇为飞门，齿为户门，会厌为吸门，胃为贲门，太仓下口为幽门，大肠小肠会为阑门，下极为魄门④。

破阴丹在前

有人初得病，四肢逆冷，脐下筑痛，身疼如被杖，盖阴证也。急服金液、破阴、来复丹等，其脉遂沉而滑。沉者阴也，滑者阳也，病

---

① 除下，王本作"徐下"。
② 热：叶本作"邪"。
③ 晬时：即一周时。指一天的某一时辰至次日的同一时辰。
④ 下极为魄门：下极，此指肛门。肛门为排糟粕之门，故称"粕门"，通假为"魄门"。

虽阴而见阳脉，有可生之理。仲景所谓阴病见阳脉者生也。仍灸气海、丹田百壮，手足温阳回，得汗而解。或问滑脉之状，如何便有生理？予曰：仲景云：翕奄沉名曰滑。何谓也？沉为纯阴，翕为正阳，阴阳和合故令脉滑。古人论滑脉，虽云往来前却流利度转①，替替然与数相似。仲景三语便足也。此三字极难晓，翕，合也，言张而复合也，故曰翕，为正阳；沉，言忽降而下也，故曰沉，为纯阴，方翕而合，俄降而下；奄，谓奄忽之间。仲景论滑脉可谓谛当矣，然其言皆有法，故读者难晓。

金液丹

硫黄十两，先飞炼去沙石，秤，研为细末，用磁合子②盛，以水和赤石脂封口，以盐泥固济晛③干。地下先埋一小罐子，盛水令满，安合子在上，用泥固济了，慢火养七日七夜，候足，加顶火一煅，候冷取出。研极细为末，药末一两用蒸饼，一两汤浸，握去水脉，圆如梧桐子大。每服三十圆，多至百圆，空心温米饮下。此药固真气、暖丹田、坚筋骨、壮阳道，除久寒痼冷，补劳伤虚损。治男子腰肾久冷，心腹积聚，胁下冷癖，腹中诸虫，失精遗溺，行羸气劣，脚膝疼弱，冷风顽痹，上气蚛血，咳逆寒热，霍乱转筋，虚滑下痢。又治痔瘘湿蜃生疮，下血不止，及妇人血结寒热，阴蚀疽痔。又治伤寒阴证，身冷脉微，手足厥逆，或吐或利，或自汗不止，或小便不禁。不拘圆数，宜并服之。得身热脉出为度。

来复丹 本方不用玄精石，其效尤速。

---

① 度转：叶本作"旋转"。
② 磁合子：瓷盒子，即瓷瓶。"磁"同"瓷"，"合"同"盒"。
③ 晛（xiàn 现）：日光，引申指"晒"。"晛"原作"瞵"，"晛"的异体。《太平惠民和剂局方》卷作"日"，他书或作"晒"。

硝石一两，同硫黄细末入定锞①内，微火漫炒，柳篦子不住手搅，令阴阳气相入，不可火太过，恐伤药力，再研极细。各二炁②末　　舶上硫黄一两，透明不夹石者　　五灵脂二两，须择五台山者，用水澄去砂石，日干，净研　　太阴玄精石一两，研细，水飞　　陈橘皮二两，去白　　青橘皮二两，去白

上用五灵脂、二橘皮为细末，次入玄精石末及前二炁末拌匀，以好滴醋打糊圆如豌豆大，每服三十粒，空心粥饮下。甚者五十粒。小儿三五粒，新生婴儿一粒。小儿慢惊风或吐利不止，变成虚风搐搦者，非风也，胃气欲绝故也，用五粒研碎米饮送下。老人伏热迷闷，紫苏汤下。妇人产后，血逆上抢闷绝，并恶露不止，及赤白带下，并用醋汤下。此药治荣卫不交养，心肾不升降，上实下虚，气闷痰厥，心腹冷痛，脏腑虚滑。不问男女老幼危急之证，但有胃气，无不获安。补损扶虚，救阴助阳，为效殊胜。常服和阴阳益神，散腰肾阴湿，止腹胁冷疼，立见神效。应诸疾不辨阴阳证者，并宜服之。中暑昏乱、烦躁、垂死，急用新汲水调五苓散下五十粒，立活。

气海　气海一穴，道家名曰丹田，在脐下一寸五分，任脉气所发。治脐下冷气上冲，心下气结成块，妇人月事不调，崩中带下，因产恶露不止，绕脐痛。针入八分，灸可百壮。此男子生气之海也。脏气虚惫，真气不足，一切气疾，悉可灸之。阴证伤寒，不限壮数，更于关元穴灸之，以手和暖为度。关元穴在第二卷十九板③。

补脾汤　治伤寒汗后，脾胃伤冷物，胸膈不快，寻常血气不和。宜服补脾汤。此即治中汤④也。

人参去芦　　干姜炮　　白术　　甘草炙　　陈皮去白　　青皮去白，等分

---

①　锞：同"碟"。《世医得效方》同方即作"碟"。

②　各二炁（qì 气）末："各"，《医垒元戎》《证治准绳》《景岳全书》《普济方》等并作"名"，当从。"炁"，同"气"，气物，指极细粉末。

③　来复丹……十九板：此部分内容四库本、王本、叶本皆无。

④　汤：原作"喝"，据文义改。

上细末，每服三钱，水一盏，煎数沸，热服，入盐点亦得。

记有人患伤寒得汗数日，忽身热自汗，脉弦数，心不得宁，真劳复也。予诊曰：劳心之所致，神之所舍，未复其初，而又劳伤其神，荣卫失度。当补其子，益其脾，解发其劳，庶几得愈，授以补脾汤，佐以小柴胡，得解。或者难曰：虚则补其母，今补其子何也？予曰：子不知虚劳之异乎？《难经》曰：虚则补其母，实则泻其子。此虚当补其母，人所共知也。《千金》曰：心劳甚者，补脾气以益之。脾旺则感于心矣。此劳则当补其子，人所未闻也。盖母生我者也，子继我而助我者也。方治其虚，则补其生者。《锦囊》所谓本体①得气，遗体受荫同义。方治其劳，则补其助我者，荀子所谓未有子富而父贫同义。此治虚与劳所以异也。

白虎汤 治中暍。

知母一两半　甘草半两，炙　石膏四两，碎，绵裹　粳米一合半

上剉如麻豆大，每服五钱，水一盏，煮至八分，去滓温服。

有人头疼身热，心烦躁渴，诊其脉大而虚。予授以白虎汤数服愈。仲景云：脉虚身热，得之伤暑。又云：其脉弦细芤迟何也？《素问》云：寒伤形，热伤气。盖伤气不伤形，则气消而脉虚弱，所谓弦细芤迟者，皆虚脉也，仲景以弦为阴，朱肱②亦曰：中暑脉微弱，则皆虚脉可知。

麻黄汤 见第八卷第一板，方在前

有人病伤寒。身热头痛。予诊之曰：邪在表，此表实证也，当汗之以麻黄汤。或人问曰：伤寒大抵因虚，故邪得以入之。今邪在表，何以言表实也？予曰：古人称邪之所凑，其气必虚，留而不去，其病

---

① 本体：王本、叶本作"本骸"。
② 朱肱：宋代医学家，著有《伤寒百问》等。

则实。盖邪之入人也，始因虚，及邪居中，则反为实矣。大抵调治伤寒，先要明表里虚实，能明此四字，则仲景三百九十七法，可坐而定也。何以言之？有表实，有表虚，有里实，有里虚，有表里俱实，有表里俱虚。予于表里虚实歌中，常①论其事矣。仲景麻黄汤之类，为表实而设也；桂枝汤之类，为表虚而设也；里实，则承气之类是也；里虚，则四逆之类是也；表里俱实，所谓阳盛阴虚，下之则愈也；表里俱虚，所谓阳虚阴盛，汗之则愈也。尝读《华佗传》，有府吏倪寻、李延共止，俱头痛身热，所苦正同，佗曰：寻当下之，延当发汗，或难其异。佗曰：寻内实，延外实，故治之异。

小柴胡汤

柴胡二两，去苗，净洗　黄芩去皮　人参去芦　甘草各三分，炙　半夏六钱一字，汤洗七次

上粗末，每服五钱，水一盏半，生姜五片，枣二个，同煎至八分，去滓温服②，日三服。若胸中烦而不呕者，去半夏、人参，加栝楼实四分之一以一枚为率；若渴，去半夏，加人参合前成一两一钱，栝楼根一两；若腹中痛者，去黄芩，加芍药三分。若胁下痞硬③，去大枣，加牡蛎一两；若心下悸，小便不利，去黄芩，加茯苓一两；若不渴，外有微热者，去人参，加桂三分，温覆微汗愈；若咳者，去人参、大枣、生姜，加五味子六钱一字，干姜二分。

记有人患伤寒五六日，头汗出，自颈以下无汗，手足冷，心下痞闷，大便秘结，或者见四肢冷，又汗出满闷，以为阴证。予诊其脉沉而紧，予曰：此证诚可疑，然大便结，非虚结也，安得为阴？脉虽沉

---

① 常：通"尝"，曾经。
② 服：原脱，据叶本补。
③ 硬：原作"鞕"，为"鞕"字之误。"鞕"，"硬"的古字。据今例改。

紧为少阴证，然①多是自利，未有秘结者。予谓此正半在里半在表，投以小柴胡得愈。仲景称伤寒五六日，头汗出，微恶寒，手足冷，心下满，口不欲食，大便硬，脉细者，此为阳微结。必有表复有里，脉沉亦有里也。汗出为阳微，假令纯阴结，不得复有外证，悉入在里，此为半在外半在里也。脉虽沉紧，不得为少阴。所以然者，阴不得有汗。今头汗出，故知非少阴也。可与小柴胡汤。设不了了者，得屎而解。此疾证候同，故得屎而解也。有人难曰：仲景云，病人脉阴阳俱紧，反汗出者，亡②阳也，此属少阴。今云阴不得有汗何也？今头汗出者，故知非少阴，何以头汗出，便知非少阴证？予曰：此一段正是仲景议论处③。意谓四肢冷，脉沉紧，腹满，全是少阴，然大便硬，头汗出，不得为少阴。盖头者，三阳同聚，若三阴至胸而还，有头汗者，自是阳虚。故曰：汗出为阳微，是阴不得有汗也。若少阴，头有汗则死矣。故仲景《平脉法》云：心者，火也，名少阴，其头无汗者，可治。有汗者，死。心④为手少阴，肾为足少阴，相与为上下。惟以意逆⑤者，斯可得之。

麻黄汤 治太阳阳明合病。见第八卷第一板，方在前。

有人病伤寒脉浮而长，喘而胸满，身热头痛，腰脊强，鼻干不得眠。予曰：太阳阳明合病证。仲景法中有三证：下利者，葛根汤；不下利呕逆者，加半夏；喘而胸满者，麻黄汤也。治以麻黄得解。有人问：伤寒传入之序，自太阳、阳明、少阳、太阴、少阴、厥阴，所传有次第，何哉？予曰：仲景本论无说，古今亦无言者，惟庞安常⑥谓

---

① 然：原脱，据王本、叶本补。
② 亡：原作"正"，据王本、叶本改。
③ 处：原眉注引宋本作"高处"。义长。
④ 心：叶本前有"盖"字。
⑤ 逆：预测，预料。
⑥ 庞安常：庞安时，字安常，北宋医学家，撰成《伤寒总病论》。

阳主生，故太阳水传足阳明土，土传足少阳木，为微邪；阴主杀，故足少阳木传足太阴土，土传足少阴水，水传足厥阴木，为贼邪。予以为不然，足少阴水传足厥阴木，安得为贼邪？盖牵强附会，失之穿凿。胡不观《素问·阴阳离合论》云：太阳根起于至阴，结于命门，名曰阴中之阳。阳明根起于厉兑，名曰阴中之阳。少阳根起于窍阴，名曰阴中之少阳。太阴根起于隐白，名曰阴中之阴①。少阴根起于涌泉，名曰阴中之少阴。厥阴根起于大敦，阴之绝阳，名曰阴②之绝阴。故其次序，正与此合。大抵伤寒始因中风寒，得之于阴。是以只传足经者，皆阴中之阳，阴中之阴也。不特此也。以六气在天者考之，厥阴为初之气，少阴为二之气，太阴为三之气，少阳为四之气，阳明为五之气，太阳为终之气，此顺也。逆而言之，太阳而后阳明，阳明而后少阳，少阳而后太阴，太阴而后少阴，少阴而后厥阴，伤寒为病逆而非顺，故以是为序也。

小承气汤

大黄一两，去皮　　厚朴半两，去皮，姜汁涂，炙　　枳实二片，去穰，麸炒

上三味，剉如麻豆大，每服三钱，水一盏，煮至三分，去滓温服。以利为度。初服须更衣者，止后服，未利再服。法当先炒厚朴、枳壳三大钱匕，水一盏半煮至一盏，又入大黄二钱，再煮一沸，去滓热服。

有人病伤寒八九日，身热无汗，时时谵语，时因下利，大便不通三日矣。非烦非躁，非寒非痛，终夜不得卧，但心中无晓会处。或时发一声，如叹息之状，医者不晓是何证。予诊之曰：此懊憹③怫郁④，二证俱作也。胃中有燥屎者，服承气汤。下燥屎二十余枚，得利而

---

① 阴：王本、叶本作"太阴"。
② 阴：眉批下有"中"字，义长。
③ 懊憹：同"懊恼"，心乱不舒貌。
④ 怫郁：亦作"怫悒"。忧郁，心情不舒畅。

解。仲景云：阳明病下之，心下懊𢙃微烦，胃中有燥屎者，可攻之。又云：病者小便不利，大便乍难乍易，时有微热，怫郁不得卧者，有燥屎也，承气汤主之。《素问》云：胃不和则卧不安，此夜所以不得眠也。仲景云：胃中燥，大便艰者，必谵语。此所以有时谵语也。非躁非烦，非寒非热，所谓心中懊𢙃也。声如叹息而时发一声者，所谓外气怫郁也。燥屎得除，大便通利，胃中安和，故其病悉去也。

又有人病伤寒，大便不利，日晡发潮热，手循衣缝，两手撮空，直视喘急。更数医矣，见之皆走。予曰：此诚恶候，得之者十中九死。仲景虽有证而无治法。但云脉弦者生，涩者死。况已经吐下，难于用药，漫且救之。若大便得通而脉弦者，庶①可治也。与小承气汤一服，而大便利，诸疾渐退，脉且微弦，半月愈。或人问曰：下之而脉弦者生，此何意也？予曰：《金匮玉函》云，循衣妄撮，怵惕②不安，微喘直视，脉弦者生，涩者死，微者，但发热谵语，承气汤主之。予尝观钱仲阳《小儿直诀》云：手循衣领及捻物者，肝热也。此证在《玉函》列于阳明部。盖阳明胃也，肝有热邪，淫于胃经。故以承气泻之，且③得弦脉。则肝平而胃不受克，此所以有生之理。读仲景论，不能博通诸医书，以发明其隐奥，专守一书者，吾未见其能也。

又记有人病伤寒，下利身热，神昏多困，谵语不得眠。或者见下利，便以谵语为郑声，为阴虚证。予曰：此小承气证。众骇然曰：下利而服小承气，仲景之法乎？予曰：此仲景之法也。仲景云：下利而谵语者，有燥屎也。属小承气汤而得解。予尝读《素问》云：微者逆之，甚者从之，逆者正治，从者反治。从少从多，观其事也。帝曰：

---

① 庶：也许，或许。

② 怵惕：原作"状惕"，据王本、叶本改。怵惕，恐惧而心颤动。

③ 且：叶本作"能"。

反治何谓？岐伯曰：塞因塞用，通因通用。王冰注云：大热内结，注泻不止，热宜寒疗，结复须除，以寒下之，结散则止，此则通因通用也。正合于此。

葛根汤 治项背强。

葛根一两　麻黄三分，去节　桂枝去皮，不见火　甘草炙　芍药各半两

上粗末，每服五钱，水一盏半，煎至八分，去滓温服，覆汗为度。

有人患伤寒，无汗恶风，项背既屈而且强。予曰：项强几几，葛根汤证。或问曰：何谓几几？予曰：几几者，如足疾屈而强也。谢复古谓病人羸弱，须凭几而起，误也。盖仲景论中极有难晓处：振振欲擗地，心中懊恼，外气怫郁，郁冒不仁，膈内拒痛。如此之类甚多。

【点评】《伤寒论》之"几几"，成无己《注解伤寒论·释音》曰："几几，音殊，短羽鸟飞几几也。"又注云："几几者，伸颈之貌也……项背强者，动则如之。"后代学者多宗之。且生出末划收笔处有钩音"jī"，无钩音"shū"之说。自明代王肯堂始，至近代学者章太炎、陆渊雷、孙世扬及当代学者任应秋等都对此提出了不同意见。时贤钱超尘先生论之颇详。其主要论点是：

读为"殊"音的"几"只是一个"字根"，还称不上"字"，在任何文献中都未曾出现。《诗经·狼跋》中"赤舄几几"句，《说文》两引之，一作"赤舄几几"，另一处却作"赤舄掔掔"，而"掔"与"几"双声、韵对转，故知二字相通。"掔"旧读"jǐn"，《说文》释"固也"，引伸为"不灵活"之义。《伤寒论》中的"几几"就应读为"掔掔"，表示拘紧僵直，不能自由舒展的状态（参见钱著贵州人民出版社1988年版《中医古籍训诂研究》和人民卫生出版社1991

年版《伤寒论校注》后附《校注后记》)。

今按，笔者曾询访河南中医，据称至今河南人对于筋脉不利仍有"强几几"之说，"几"读为"jī"，并不读"shū"，可见成氏误释，而王肯堂及后世诸贤所释为其正解。又，笔者认为，张仲景没有理由在他的著作中选用一个冷僻的符号。倘从音义相关的原理来推论，"臤"声之字多互通，则还可进一步认为"几几"通"挈挈"，也就是通"紧紧""坚坚"，只是因为"紧""坚"一般不叠用，张仲景使用其家乡语中熟用的这一重言词时，就将其视为叠字重言，选用比较浅近易识的"几几"二字记录(又《素问》中已有此词，故张仲景也许还不是首先使用者)。这在当时并无不妥，可能读者皆可读其音而知其义，只是后世此音不再通行，故成氏昧之。

阴毒形证诀[①]

熙宁中邠守宋迪，因其犹子[②]感伤寒之初，不能辨其病证。见其烦渴而汗多，以凉药解治之。至于再三，遂成阴毒，六日卒。迪痛悼之，遂著《阴毒形证诀》三篇。

始得阴毒候 夫阴毒，本因肾气虚寒，因欲事或食冷物后伤风。内既伏阴，外又感寒，或先感外寒而后伏内阴，内外皆阴，则阳气不守。遂发头痛，腰重腹痛，眼睛疼，身体倦怠而不甚热，四肢逆冷，额上及手背冷汗不止。或多烦渴，精神恍惚，如有所失，三二日间，或可起行，不甚觉重。诊之则六脉俱沉细而疾，尺部短小，寸口或

---

① 阴毒形证诀：原作"始得阴毒候"。据下段小序，以下引文为宋迪所著《阴毒形证诀》，故新增小标题。此文凡三篇，"始得阴毒候"为首篇标题，故下移。后两篇分别为《阴毒渐深候》《阴毒沉困候》。

② 犹子：侄子。

大。六脉俱浮大或沉取之大，而不甚疾者，非阴证也。若服凉药过多，则阳①转甚，躁转急。有此病证者，急服还阳、退阴二药即安。惟补虚和气而已，宜服正元散、退阴散、五胜散。阴证不宜发汗，如气正②脉大，身热而未差，用药出汗无妨。

正元散　治伤寒，如觉伤寒③吹着四肢头目，百骨节疼痛，急煎此药服。如人行五里再服。或连进三服，出汗立差。若患阴毒伤寒，入退阴散半钱，同煎。或伤冷伤食，头昏气满，及心腹诸疾，服之无有不见效。

麻黄去节，秤　陈皮去白　大黄生　甘草炙　干姜炮　肉桂去粗皮，不见火　芍药　附子炮，去皮脐　茱萸拣净，汤泡十次，焙　半夏汤洗七次。各等分

上麻黄加一半，茱萸减一半，同为末，每服一大钱，水一盏，生姜三片，枣一个，煎至七分，热呷。如出汗，以衣被盖覆，切须候汗干，去衣被。如是阴毒，不可用麻黄，免更出汗。秋末至春初，大黄减半。

退阴散　治阴毒伤寒，手足逆冷，脉沉细，头痛腰重。连进三服。小小伤冷，每服一字，入正元散内同煎，入盐一捻。阴毒伤寒咳逆，煎一服，细细热呷，便止。

川乌炮，去皮尖　干姜炮。各等分

上为粗末，炒令转色，放冷再捣为细末，每服一钱，水一盏，盐一捻，煎半盏，去滓温服。

五胜散　治伤寒，头痛壮热，骨节疼痛，昏沉困倦，咳嗽鼻塞，不思饮食。兼治伤寒夹冷气，并慢阴毒神效方。

白术　甘草炙　五味子拣　石膏各四两　干姜三两半，炮

---

① 阳：王本、叶本作"渴"，义长。

② 正：王本、叶本作"大"。

③ 伤寒：王本作"风寒"。

上为末，每服二钱，水八分盏，入盐少许，同煎至六分，通口服。如冷气相夹入姜枣煎。或治阴毒病，入艾少许同煎。

阴毒渐深候　积阴感于下，则微阳消于上，故其候沉重。四肢逆冷，腹痛转甚，或咽喉不利，或心下胀满结硬，躁渴，虚汗不止，或时狂言，指甲、面色青黑，六脉沉细，而一息七至以来，有此证者，速宜于气海、关元二穴，灸三二百壮，以手足和暖为效①。仍②服金液丹、来苏丹③、玉女散、还阳散、退阴散④。

玉女散　治阴毒气攻上，腹痛，四肢逆冷，恶候并治之。

川乌去皮脐，冷水浸七日后，薄切，曝干，纸袋盛。有患者取碾末一大钱，入盐一小钱，水一盏半，煎至七分，通口服，压下阴毒，所往⑤如猪血相似。未已，良久再进一服。

还阳散　治阴毒面色青，四肢逆冷，心燥腹痛。

用硫黄末，新汲水调下二钱，良久，或寒一起，或热一起，更看紧慢，再服，汗出差。

阴毒沉困候　沉困之候与前渐深之候皆同，而更加困重。六脉附骨取之方有，按之即无，一息八至以上，或不可数也。至此，则药饵难为工矣。俱⑥于脐中灼艾，如半枣大，三百壮以来，手足不和暖者，不可治也。偶复和暖，则以前硫黄及热药助之。若阴气散⑦，阳气来，即渐减热药而和治之，以取差矣。

辨少阴紧脉证　记有人患伤寒六七日，心烦昏睡，多吐，小便白

---

① 效：王本作"度"。

② 仍：再，又。叶本后有"宜"字。

③ 金液丹、来苏丹：二方已见于前文，本书第129页。

④ 退阴散：本方已见于前文，本书第138页。

⑤ 往：叶本作"注"，是。

⑥ 俱：王本、叶本作"但"。

⑦ 散：王本作"消"。

色，自汗。予诊之，寸口、尺中俱紧。予曰：寒中少阴之经，是以脉紧。仲景云：病人脉紧而汗出者，亡阳也，属少阴，法当咽痛而复①下利。盖谓此也。有难之曰：《脉诀》紧脉属七表，仲景以紧脉属少阴，紧脉属阳耶？属阴耶？予曰：仲景云：寸口脉俱紧者，清邪中于上焦，浊邪中于下焦。又云：阴阳俱紧者，口中气出，唇口干燥，蜷卧足冷，鼻中涕出，舌上滑苔，勿妄治也。又云：紧则为寒。又云：诸紧为寒。又云：曾为人所难，紧脉从何而来？师云：假令已汗若吐，以肺里寒，故令脉紧。假令咳者，坐饮冷水，故令脉紧。假令下利，以胃虚，故令脉紧。又云：寸口脉微，尺脉紧，其人虚损多汗。由是观之，则寒邪之气，入人经络所致，皆虚寒之脉也。其在阳经则浮而紧，在阴经则沉而紧。故仲景云：浮紧者，名为伤寒。又曰：阳明脉浮而紧者，必潮热。此在阳则浮而紧也，在阴则沉而紧。故仲景云：寸口脉微，尺脉紧，其人虚损多汗，则阴常在，绝不见阳。又云：少阴脉紧，至七八日自下利，脉暴微，手足反温，脉紧反去者，此欲解也。此在阴则沉而紧也。仲景云：浮为在表，沉为在里，数为在腑，迟为在脏。欲知表里脏腑，先以浮沉迟数为定，然后兼于脉，而别阴阳也。故论伤寒，当以仲景脉法为准。伤寒必本仲景，犹兵家之本孙吴，葬书之本郭氏②，三命之本珞琭③，壬课之本心镜④。舍之而之他，是犹舍规矩而求方圆，舍律吕⑤而合五音，必乖谬矣。予尝作《伤寒歌百篇》，其首篇曰：伤寒脉证总论篇第一，皆本仲景，今漫录于后。

---

① 复：底本作"后"，据王本、叶本改。
② 葬书之本郭氏：《葬书》为讲述风水理论的著作，相传为晋代郭璞所著。
③ 三命之本珞琭：指《珞琭子三命消息赋》，为讲述命理的著作。
④ 壬课之本心镜：当指《大六壬心镜》，相传为唐代徐道符所著。
⑤ 律吕：是古代乐律的统称，可分为阳律和阴律。是有一定音高标准和相应名称的中国音律体系。

浮大数动滑阳脉，阴病见阳生可得。沉涩弦微弱属阴，阳病见阴终死厄。仲景云：脉大浮数动滑，此名阳也。脉沉涩弱弦弱，此名阴也。阴病见阳脉者生，阳病见阴脉者死。阴阳交互最难明，轻重斟量当别白。脉须有阴阳，须看轻重，以分表里，在下文。

轻手脉浮为在表，表实浮而兼有力，但浮无力表中虚，自汗恶风常淅淅。伤寒先要辨表里虚实，此四者为急。仲景①浮为在表，沉为在里。然表证有虚有实。浮而有力者，表实也，故无汗不恶风。浮而无力者，表虚也，故自汗恶风。

重手脉沉为在里，里令实脉来亦实②，重手无力大而虚，此是里虚理审的。里证亦有虚实。脉沉而有力者，里实也，故腹满大便不通。沉而无力者，里虚也，或泄痢，或阴证之类。此八句，辨表里虚实尽矣。

风则虚浮寒牢坚，水停水滀必沉潜。动则为痛数为热，支饮应须脉急弦。大过之脉为可怪，不及之脉亦如然。仲景云：风则虚浮，寒则牢坚，沉潜水滀，支饮急弦，动则为痛，数则热烦，太过可怪，不及亦然。邪不空见，中必有奸。

荣卫太盛名高章，高章相搏名曰纲。荣卫微时名卑慄，卑慄相搏损名扬。荣卫既和名缓迟，缓迟名沉此最良。九种脉中辨疾证，长沙之脉妙难量。仲景云：寸口卫气盛，名曰高。荣气盛，名曰章。高章相搏，名曰纲。卫气弱，名曰慄。荣气弱，名曰卑。慄卑相搏，名曰损。卫气和名曰缓，荣气和名曰迟。迟缓相搏，名曰沉。大抵仲景论伤寒，自是一家。

瞥瞥有如羹上肥，此脉定知阳气微。萦萦来者蛛丝细，却是体中阴气衰。脉如泻漆之绝者，病人亡血更何疑。仲景云：脉瞥瞥如羹上肥者，阳气微也。脉萦萦如蛛丝细者，阳气衰也。脉绵绵如泻漆之绝者，亡血也。阳气衰，《千金》作阴气衰。

阳结蔼蔼如车盖，阴结循竿亦象之。仲景云：蔼蔼如车盖者，阳结也。累累如循长竿者，阴结也。

----

① 仲景：王本此后有"以"字。
② 里令实脉来亦实：叶本作"里实脉沉来亦实"，王本作"里实脉沉来亦重"。叶本义长。

阳盛则促来一止，阴盛则结缓而迟。此谓促结二脉也。仲景云：脉来缓时一止名曰结，脉来数时一止名曰促。脉阳盛则促，阴盛则结。

纵横逆顺宜审察，残贼灾怪要须知。仲景云：脉有相乘，有纵有横，有逆有顺，何谓也？曰水行乘火，金行乘木，名曰纵；火行乘水，木行乘金，名曰横；水行乘金，火行乘木，名曰逆。金行乘水，木行乘火，名曰顺也。又问云：脉有残贼，何谓也？师云：脉有弦紧浮沉滑涩，名残贼。能为诸脉作病也。又问：脉有灾怪，何谓也？答曰：旧时服药，今乃发为灾怪。

脉静人病内虚故，人安脉病曰行尸。仲景曰：脉病人不病，曰行尸，以无王气，卒仆不知。人病脉不病，名曰内虚，以无谷神，虽困无苦。

右手气口当主气，主血人迎左①其位。气口紧盛食必伤，人迎紧盛风邪炽。左为人迎，右为气口。人迎紧盛伤于寒，气口紧盛伤于食。

数为在腑迟为脏，浮为在表沉在里。仲景曰：浮为在表，沉为在里，数为在腑，迟为在脏。

脉浮而缓风伤荣，浮紧坚涩寒伤卫。脉微大忌令人吐，欲下犹防虚且细。仲景云：脉微不可吐，虚细不可下。

沉微气弱汗为难，三者要须当②审记。孙用和云：阴虚脉沉微而气弱者，不可汗。汗下吐三候，脉有不可行者，当审矣。

阳加于阴有汗证，左手沉微却应来。《素问》云：阳加于阴，为之汗。

趺阳胃脉定死生。仲景论言：趺阳脉者，十有八九③。太溪肾脉为根蒂。伤寒必诊太溪、趺阳者，谓人以肾脉、胃脉为主。故仲景讥世人"握手不及足"者谬。

脉来六至或七至，邪气渐深须用意。浮大昼加病属阳，沉细夜加分阴位。九至以上来短促，状若涌泉无入气。更加悬绝渐无根，命绝

---

① 左：原作"在"，据王本、叶本改。
② 当：叶本作"常"。
③ 十有八九：王本、叶本作"凡十有一"。

天真当死矣。孙用和云：脉至七至六至以上，浮大昼①加病，沉细夜加病②。更及八至，精神消，神气乱，必有散脱精神之候，须忌急为治疗，又增至九至十至，虽和扁亦难治。如八至九至，加以悬绝，治者无根，如泉之涌，脉无入气，天真绝③，必死。

病人三部脉调匀，大小浮沉迟速类。此是阴阳气已和，勿药自然应有喜。仲景云：寸口、关上、尺中三处，大小浮沉迟数同等。虽有寒热不解，此脉已和，为必愈。

发热恶寒，近似伤寒者，有五种。脉浮而紧，其人发热而恶寒者，伤寒之候也；脉浮而紧，其人发热恶寒，或有痛处，是欲为痈疖也；脉浮按之反涩，其人发热恶寒，或膈实而呕吐，此是伤食也；脉浮而滑，其人发热而背寒，或头眩而呕吐，此风痰之证也；脉浮而弦，其人发热而恶寒，或思饮食，此是欲作疟证也。能辨其脉，又验其证，斯无误也。

来苏丹④　定喘治久嗽。

雄黄　雌黄　砒霜等分

上为粗末，入瓷罐子内盛，勿令满，上以新瓷盏盖头，赤石脂水调泥合缝，候透干以炭火簇罐子，盏内盛清水半盏，水耗再添水，自早至晚后住火，经宿取出，药在盏底结成。取下药，研细，枣肉或蒸饼圆如麻子大，非时温汤下三圆，加至五圆，仍忌热物少时。

---

① 昼：原作“尽”，据文义改。
② 沉细夜加病：原脱，据叶本补。
③ 绝：叶本作“尽”。
④ 来苏丹：眉批谓：王刻脱此一方。按：此与本书第129页来苏丹同名异方，当以彼方为正。此方似补之不当。

妇人诸疾

四物汤　治妇人荣卫气虚挟风冷，胸胁膨胀，腹中㽲痛，经水愆期，或多或少，崩伤漏下，腰腿痛重，面色青黄，嗜卧无力，安胎止痛，补血益虚。

当归去芦，洗，薄切，焙干，秤　芎劳　熟干地黄酒洒，九蒸九曝，焙，秤　白芍药各等分

上粗末，每服四钱，水一盏，煎至八分，去滓温服，不拘时候。

滑胎枳壳散

甘草一两，炙　商州枳壳二两，去穰，麸炒黄

上细末，每服二钱，百沸汤点服，空心食前，日三服，凡怀孕六七月以上即服，令儿易生，初生胎小微黑，百日以后肉渐变白，此虽孙真人滑胎易产方，然抑阳降气，为众方之冠。

内补圆　治妊娠冲任脉虚，补血安胎。

熟干地黄酒洒，九蒸九曝，焙，秤，二两　当归去芦，洗，切，焙干，微炒，一两

上细末，炼蜜和圆如桐子大，每服三四十圆，温酒下。

上三方，诸集皆载之，在人用之如何尔。大率妇人妊娠，惟在抑阳助阴。《素问》云：阴搏阳别，为之有子。盖关前为阳，关后为阴。尺中之脉，按之搏手而不绝者，妊子也。妇人平居，阳气微盛，无

害，及其妊子，则方闭经坠①以养胎，若阳盛搏之则经脉妄行，胎乃不固，《素问》所谓阴虚阳搏，谓之崩也。抑阳助阴之方甚多，然胎前药唯②恶群队，若阴阳交杂，别生他病，唯是③枳壳散所以抑阳，四物汤所以助阴故尔。枳壳散差④寒，若单服之，恐有胎寒腹痛之疾，以内补圆佐之，则阳不至强，阴不至弱，阴阳调匀，有益胎嗣，此前人未尝论及也。

木香圆 治妇人有孕伤饮食。

木香二钱匕　京三棱京三棱能落胎，不可用，用前胡五钱　人参去芦　白茯苓去皮。各三钱匕

上细末，面糊圆绿豆大，每服三十圆熟水下。

白术散 治妊娠气不和调，饮食伤⑤。

白术炒　干紫苏各一两　白芷微炒，三分　人参三分，去芦　川芎洗　诃子皮　青皮去白。各半两　甘草一分，炙

上细末，每服二钱，水一盏，姜三片，煎七分，不拘时候温服。

《经》云：饮食自倍，肠胃乃伤。又云：阴之所生，过在五味。阴之五宫，伤在五味。若妊子饮食不节，生冷毒物恣性食啖，致脾胃之疾。故妊娠伤食难得药，唯此二方稳捷。

紫苏饮 治妊娠胎气不和，怀胎近上，胀满疼痛，谓之子悬。兼治临产惊恐气结，连日不产。

大腹皮　人参去芦　川芎洗　陈橘皮去白　白芍药各半两　紫苏茎叶一两　当归洗，去芦，薄切，三钱　甘草一钱，炙

---

① 坠：王本、叶本作"隧"，是。
② 唯：王本作"性"。
③ 唯是：王本、叶本作"故尔"。
④ 差：略微，比较。
⑤ 伤：原脱，据王本、叶本补。旁批作"易消"二字，似宜合作"易伤"二字。

上各①细剉，分作三服，每服用水一盏半，生姜四片，葱白七寸，煎至七分，去滓空心服。

曾有妇人累日产不下，服遍催生药不验。予曰：此必坐草②太早，心怀恐惧，气结而然，非不顺也，《素问》云：恐则气下，盖恐则精神怯，怯则上焦闭，闭则气还，还则下焦胀，气乃不行矣。得此药一服便产。及妇人六七月子悬者，予用此数数有验，不十服胎便近下。

下死胎方

桂末二钱，麝香当门子一个，同研，暖酒服，须臾如手推下。此不③用水银等，此药不损血气。赵和叔传。

紫石英圆　治妇人病，多是月经乍多乍少，或前或后，时发疼痛，医者一例呼为经病，不曾说得是阴胜阳，是阳胜阴，所以服药少得有效。盖阴气乘阳，则胸④寒气冷，血不运行，经所谓天寒地冻，水凝成冰，故令乍少，而在月后。若阳气乘阴，则血流散溢，经所谓天暑地热，经水沸溢，故令乍多，而在月前。当和其阴阳，调其血气，使不相乘，以平为福。宜紫石英圆。

紫石英　禹余粮烧，醋碎淬　人参去芦　龙骨　川乌头炮，去皮尖　桂心不见火　杜仲去皮，剉如豆，炒，令黑　桑寄生　五味子拣　远志去心　泽泻　当归去芦，洗，薄切，焙干，秤　石斛去根，净洗，细剉，酒焙　苁蓉酒浸水洗，焙干　干姜炮。各一两　川椒去目并合口，微炒，地上出汗　牡蛎盐泥固济，干，火烧通赤，去泥用　甘草炙。各半两

---

① 各：叶本作"药"。
② 坐草：妇女临产；分娩。
③ 此不：底本旁批谓抄本作"比之"，义长。
④ 胸：旁批作"胞"，当是。

上为末，炼蜜圆如桐子大，饮①下三十圆至五十圆，空心食前。

通经圆 治妇人室女②月候不通，疼痛，或成血瘕。

桂心_{不见火} 青皮_{去白} 大黄_炮 干姜_炮 川椒_{去目并合口，微炒，地上}
_{出汗} 蓬莪术 川乌_{炮，去皮尖} 干漆_{炒，令烟出} 当归_{洗，去芦，薄切，焙干，秤}
桃仁_{去皮尖，炒。各等分}

上③细末，将四分④用米醋熬成膏，和余六分末成剂，臼中治之，圆如桐子大，阴干⑤。每服二十圆，用淡醋汤下。加至三十圆，温酒亦得，空心食前服。

徽州医巫张横，顷年缘事在推勘院，有王医者，以医职直宿，日夜与之稔熟⑥，口传此方，渠甚秘之。予后得此方，以治妇人疾，不可胜数，且欲广行，不敢自秘。寻常血气凝滞疼痛，数服便效。

有一妇尼患恶风体倦，乍寒乍热，面赤心烦，或时自汗。是时疫气大行，医见其寒热，作伤寒治之，大小柴胡汤杂进，数日病剧。予诊视曰：三部无寒邪脉，但厥阴脉弦长而上鱼际，宜服抑阴等药，予制此地黄圆。

地黄圆

生干地黄_{二两} 柴胡_{去苗，净洗} 秦艽_{净洗，去芦} 黄芩_{各半两} 赤芍药_{一两}

上细末，炼蜜圆如桐子大，每服三十圆，乌梅汤吞下，不拘时候，日三服。

---

① 饮：叶本作"米饮"。
② 室女：指未婚女子。
③ 上：叶本后有"为"字。
④ 分：王本、叶本作"钱"。按，后云"余六分"，则"四分"谓十分之四。底本义长。
⑤ 阴干：王本、叶本作"晒干"。
⑥ 稔熟：熟悉。

昔宋①褚澄疗师尼寡妇别制方，盖有谓也。此二种鳏居，独阴无阳，欲心动而多不遂，是以阴阳交争，乍寒乍热，全类温疟，久则为劳。尝读《史记·仓公传》载，济北王侍人韩女，病腰背痛，寒热，众医皆以为寒热也，仓公曰：病得之欲男子不可得也。何以知欲男子而不可得，诊其脉肝脉弦出寸部②，是以知之，盖男子以精为主，妇人以血为主，男子精盛则思室，妇人血盛则怀胎。夫肝，摄血者也，厥阴弦出寸部，又上鱼际，则阴血盛可知，故知褚澄之言，信有谓矣。

地黄圆 治妇人月经不调，每行数日不止，兼有白带，渐渐瘦悴，饮食少味，累年无子。

熟干地黄一两一分 山茱萸连核用 白芜荑 白芍药剉，微炒 代赭石醋淬煅五六次。各一两 干姜炮 厚朴去粗皮，生姜汁炙 白僵蚕各三分，去丝嘴，炒

上细末，炼蜜圆如桐子大，每服四五十圆，空心酒下，日三服。

此庞老方。凡妇人有白带，是第一等病，令人不产育，宜速治之。昔扁鹊过邯郸，闻贵妇人多有此病，所以专为带下医也。

琥珀散 治妇人月经壅滞，每发心腹脐疗痛不可忍。及治产后恶露不快，血上抢心，迷闷不省，气绝欲死。

京三棱制 蓬莪术剉 赤芍药 刘寄奴去梗 牡丹皮去心 官桂不见火 熟干地黄 菊花去萼 真蒲黄 当归干，秤。各一两，细剉

上前五味，用乌豆一升，生姜半斤，切片，米醋四升，同煮，豆烂为度，焙干，入后五味，同为末。每服二钱，温酒调下，空心食前服。一方不用菊花、蒲黄，用乌药、玄胡索亦佳。予家之秘方也。若

---

① 宋：叶本作"齐"。
② 寸部：王本、叶本作"寸口"。

寻常血气痛，只一服。产后血冲心，二服便下。常服尤佳。予前后救人，急切不少。此药易合，宜多合以救人。

桃仁煎　治妇人血瘕血积，经候不通。

桃仁_{去皮、尖，麸炒黄}　大黄_{湿纸裹甑上蒸}　川朴硝_{各一两}　虻虫_{半两，}炒黑

上四味末之，以醇酒二升半，银石器中漫火煎取一升五合，下大黄、桃仁、虻虫等，不住手搅，欲圆①，下朴硝，更不住手搅，良久出之，圆如梧子大。前一日不用吃晚食，五更初用温酒吞下五圆。日午取下如赤豆汁、鸡肝、虾蟆衣。未下再作②，血鲜红即止。续以调气血药补之。此出《千金方》。

顷年在毗陵，有一贵人妻，患小便不通，脐腹胀不可忍。众医皆作淋治，如八正散之类，数种治皆不退③，痛愈甚。予诊之曰：此血瘕也，非瞑眩药不可去。予用此药，五更初服。至日午，痛大作不可忍，遂卧。少顷下血块如拳者数枚，小便如黑汁者一二升，痛止得愈。此药治病的切，然猛烈大峻，气虚血弱者，更斟酌与之。

佛手散　治妇人妊孕五七月，因事筑磕着胎，或子死腹中，恶露下，疼痛不止，口噤欲绝，用此药探之，若不损则痛止，子母俱安。若胎损立便逐下，此药催生神妙。

当归_{六两，洗，去芦，薄切，焙干，秤}　川芎_{四两，洗}

上粗末，每服二钱，水一小盏，煎令泣泣欲干，投酒一大盏，止一沸，去滓温服，口噤灌之，如人行五七里再进，不过三二服使④生。《和剂局方》。

---

① 欲圆：叶本作"可取圆时"。
② 再作：叶本作"再服"。
③ 退：叶本作"应"。
④ 使：当作"便"。

此药治伤胎去血多，崩中去血多，金疮去血多，拔齿去血多，昏运①欲倒者，用水②煎服。

治崩中下血方

黄芩为细末，每服一钱，烧秤锤，酒调下。崩中多是用止血药、补血药，此治阳乘阴③，前所谓天暑地热，经水沸溢者。

治下血不止，或成五色崩漏方

香附子，春去皮毛，中断之，略炒为末。每服二钱，用清米饮调下。此方徐朝奉传。其内人有是疾，服遍药，不效，后获此方，遂愈，须久服为佳。亦治产后腹痛，大是妇人仙药，常服资血④调气。

愈风散　治产后中风，口噤，牙关紧急，手足瘈疭。

荆芥穗_{轻焙过，一两}

细末，每服二钱，温酒调下。

《经验》《产宝》皆有此方。陈选方中用举卿、古拜二味⑤，盖切脚隐语⑥以秘之也。此药委⑦有奇效神圣之功。大抵产室但无风为佳，不可衣被帐褥太暖，太暖即汗出，汗出则腠理开，易于中风，便昏冒。记有一妇人，产后遮护太密，阁内更生火⑧。睡久及醒⑨，则昏昏如醉，不省人事，其家惊惶。医用此药，佐以交加散。嘱云：服之必睡，睡中必以左手搔头，觉必惺⑩矣。果如其言。

---

① 昏运：即"昏晕"。"运"通"晕"。
② 用水：叶本作"去酒水"。
③ 阳乘阴：叶本作"阳气乘阴"。
④ 资血：犹言"养血"。叶本作"和血"。
⑤ 二味：底本旁批谓抄本作"二字"，王本作"四字"。当从王本。
⑥ 切脚隐语：谓"荆"反切为"举卿"，"芥"反切为"古拜"，以二字的反切隐代药名。
⑦ 委：确实。
⑧ 火：原作"大"，据文义改。
⑨ 醒：本指酒后初醒的迷糊状态，此借指病中神志模糊状。
⑩ 觉必惺：谓醒来后一定清醒。惺，清醒。

交加散 治妇人荣卫不通，经脉不调，腹中撮痛，气多血少，结聚为癥，产后中风。

生地黄_{五两，研，取汁} 生姜_{五两，研，取汁}

右交互用汁浸①一夕，各炒黄渍，汁尽为度，末之。寻常腹痛酒调下三钱，产后尤不可缺。

治妇人诸般淋方②

苦杖根俗呼为杜牛膝，多取净洗，碎之，以一③合用水五盏，煎一盏，去滓，用麝香、乳香少许，研调下。

鄞县武尉耿梦得。其内人患砂石淋者，十三年矣，每溲④痛楚不可忍，溺器中小便下砂石，剥剥有声，百方不效。偶得此方啜之，一夕而愈，自所见也。

半夏散 治妇人血运血迷⑤，败血冲心，昏闷不省人事。

半夏末，如豆大许，竹管吹入鼻中立惺。

蒲黄散 治产后出血太多，虚烦发渴。

真蒲黄末二钱，饮下，渴躁甚，新汲水⑥下。

护胎方 治妊娠时气身大热，令子不落。

伏龙肝为末，水调涂脐下二寸。干则易，差即止。又取井中泥涂心下，干则易。

又方

浮萍_干 川朴硝 蛤粉 大黄_{碎，微炒} 蓝根⑦各一两

---

① 交互用汁浸：谓用生姜汁浸地黄，用地黄汁浸生姜。
② 方：原脱，据目录补。
③ 一：原脱，据王本、叶本补。
④ 溲：小便。
⑤ 血运血迷：王本、叶本作"产后晕绝"。"运"同"晕"。
⑥ 新汲水：刚打的井水。
⑦ 蓝根：叶本作"板蓝根"。

上为末，水调封脐上。安胎解烦热，极妙。

芎羌散　妇人患头风者，十居其半，每发必掉眩①，如在车上，盖因血虚肝有风邪袭之尔。《素问》云：徇蒙招摇，目眩耳聋，上虚下实，过在足少阳厥阴，甚则归肝。盖谓此也。予尝处此方以授人，比他药捷而效速。

川芎一两，洗　当归三分，洗，去芦，薄切，焙干，秤　羌活洗，去芦　旋覆花　细辛华阴者，去叶　蔓荆子拣　石膏生　藁本去苗，净洗　荆芥穗　半夏曲炙　防风去钗股　熟地酒洒，九蒸九曝，焙干　甘草各半两，炙

上为末，每服二钱，水一大盏，姜五片，同煎至七分，去滓温服，不拘时候。

妇人产后有三种疾，郁冒则多汗，多汗则大便秘，故难于用药。唯麻子苏子粥，最佳且稳。

苏子麻子粥②　紫苏子、大麻子二味各半合，净洗研极细，用水再炒③取汁一盏。分二次煮粥啜之。

此粥不唯产后可服，大抵老人诸虚人风秘，皆得力。尝有一贵人母年八十四，忽尔腹满头疼，恶心不下食，召医者数人议，皆供补脾进食，治风清利头目药。数日，疾愈甚，全不入食，其家忧，恳予辨之。予诊之曰：药皆误矣。此疾止是老人风秘，脏腑壅滞，聚于膈中，则腹胀恶心不喜食；又上至于巅，则头痛神不清也。若得脏腑流畅，诸疾悉去矣。予令作此粥。两啜而气泄，先下结屎如胡椒者十余，后渐得通利，不用药而自愈。

当归散　治妇人天癸已过期，经脉不匀，或三四月不行，或一月

---

①　掉眩：头眩身摇。语出《素问·五常政大论》："其动掉眩巅疾。"王冰注："掉，摇动也；眩，旋转也。"亦作"眩掉"。

②　苏子麻子粥：原脱，据王本补。叶本作"麻子苏子粥"。

③　炒：王本、叶本作"研"。

再至，腰腹疼痛。《素问》云"七损八益"。谓女子七七数尽而经脉不依时者，血有余也，不可止之，但令得依时不腰痛为善。宜服此。

当归_{洗，去芦，薄切，焙干，秤} 川芎_洗 白芍药 黄芩_{去皮。各剉、炒。}各一两 白术_{半两} 山茱萸_{一两半，连核用}

上细末，每服二钱，酒调下，空心食前，日三服。如冷去黄芩加桂一两。

大枣汤① 治妇人脏躁。

甘草_{三两，炙} 小麦_{一升} 大枣_{十个}

上㕮咀，以水六升，煮三升，去滓温分三服。亦补脾气。乡里有一妇人数欠伸②，无故悲泣不止，或谓之有祟，祈禳请祷备至，终不应。予忽忆《金匮》有一证云：妇人脏躁悲伤欲哭，象如神灵所作③，数欠伸者，大枣汤④。予急令治药，尽剂而愈。古人识病制方，种种妙绝如此，试而后知。

鹿屑汤 治妊娠热病，胎死腹中。

鹿角屑一两，水一碗，葱白五茎，豆豉半合，同煎至六分，去滓，温，分二服。

蓖麻催生法⑤ 治妇人生产数日不下，及胞衣死胎不下者。

用蓖麻七粒去壳，研如泥，涂足心，才下便急洗去。此崔元亮《海上方》，人但未知耳。政和中一乡人，内子产二日不下。予令谩⑥试之，一涂俄项便下。自后常用极验。

---

① 大枣汤：王本作"甘麦大枣汤"。
② 数欠伸：谓频繁打呵欠。底本脱"伸"字，据叶本补。王本作"次"。
③ 所作：原脱，据叶本补。
④ 大枣汤：王本、叶本作"甘麦大枣汤"。
⑤ 蓖麻催生法：原脱，据目录补。
⑥ 谩：通"漫"，随意地。此用作谦词。

小儿病①

候小儿脉，当以大指按三部。一息六七至为平和，十至为发热，五至为内寒。脉紧为风痫，沉缓为伤食，促急为虚惊，弦急为气不和，沉细为冷，浮为风，大小不匀为恶候为鬼祟，浮大数为风为热，伏结为物聚，单细为疳劳。凡腹痛多喘呕而脉洪者，为有虫。浮而迟，潮热者，胃寒也，温之则愈。予尝作歌以记之。歌曰：

小儿脉紧风痫候，沉缓食伤多吐呕。

弦急因知②气不和，急促虚惊神不守。

冷则沉细风则浮，牢实大便应秘久。

腹痛之候紧而弦，脉乱不治安可救。

变蒸之时脉必变，不治自然无过缪③。

单细疳劳洪有虫，大小不匀为恶候。

脉浮而迟有潮热，此必冒④寒来内寇。

泻痢浮大不可医，子细⑤斟量宜审究。

【点评】"变蒸"之名，首载于《脉经》，《脉经·平小儿杂病证第九》："小儿是其日数应变蒸之时，身热而脉乱，汗不出，不欲食，食辄吐哯者，脉乱无苦也。"《诸病源候论》卷四十五《变蒸候》："小儿变蒸者，以长血气也。"变蒸学说是古代医家用来阐

---

① 小儿病：原作"小儿病方"，据目录删。
② 知：原作"和"，据王本、叶本改。
③ 缪：王本、叶本作"谬"。
④ 冒：王本、叶本作"胃"。
⑤ 子细：同"仔细"。

释小儿生长发育规律的，主要用来解释婴幼儿生长发育期间的生理现象，如发热、出汗、吵闹等，但非病候，而是小儿神形发育过程中的自然生理现象。

有医家对此持反对态度，如明代张景岳《景岳全书·小儿则》："既生之后，凡长养之机，则如月如苗，一息不容有间。百骸齐到，自当时异而日不同，岂复有此先彼后，如一变生肾，二变生膀胱，及每变必三十二日之理乎？又如小儿之病与不病，余所见所治者，盖亦不少，凡属违和，则不因外感，必以内伤，初未闻有无因而病者，岂真变蒸之谓耶？……虽有暗变之说，终亦不能信然。"再如清代陈飞霞《幼幼集成·变蒸辨》："予临证四十余载，从未见一儿依期作热而变者。有自生至长，未尝一热者，有生下十朝半月而常多作热者，岂变蒸之谓乎？"并告诫："后贤毋执以为实，而以正病作变蒸，迁延时日，误事不小。"

婴孩未可脉辨者，俗医多看虎口中纹颜色与四肢冷热验之，亦有可取。予亦以二歌记之。

虎口色歌曰：

紫风①红伤寒，青惊白色疳。

黑时因中恶，黄即困脾端。

冷热证歌曰：

鼻冷定知是疮疹②，耳冷应知风热证。

通身皆热是伤寒，上热下冷伤食病。

若能以色脉参佐验之，所得亦过半矣。

睡惊圆　治小儿一切惊疳食积风痫之证。

① 风：叶本作"热"。
② 疮疹：叶本作"痘证"。

使君子_{五十个，烧存性}　香墨_{枣大一块}　金银箔_{各五片}　腻粉_{二钱}

上先研使君子、墨，细，次入金银箔乳钵①内同研，次入腻粉并麝香少许，研令极细匀，稀糊圆如桐子大，阴干。每服一圆，薄荷汤磨下。一岁以下半圆，一名青金丹。乡里一士人家，货此药日得数千钱，已百余年矣。

麦门冬散　治小儿呕吐，脉数有热。

麦门冬_{用水浥去心，焙}　半夏曲_炙　人生_{去芦}　茯苓_{去皮。各三钱}　甘草_{一分，炙}

上细末，每服二钱，水一盏，姜三片，煎五分，去滓温，日二三服。

白术散　治小儿呕吐，脉迟细有寒。

白术　人参_{去芦。各二钱}　半夏曲_{炙，三钱}　茯苓_{去皮}　干姜_炮　甘草_{炙。各一钱}

上细末，每服二钱，水一盏，姜三片，枣一枚，煎至七分，去滓温，日二三服。

调中圆　治小儿久伤脾胃，腹胀。

干姜_炮　橘红　白术　茯苓_{去皮}　木香　缩砂仁　官桂_{去粗皮，不见火}　良姜_{各等分}

上细末，糊圆麻子大，每二三十圆，食后熟水下。

芎朴圆　治小儿疳瘦，泻白水，腹胀。

芎䓖　厚朴_{去粗皮，生姜汁炙。各一两}　白术_{半两}

上细末，炼蜜圆小弹子大，每服一圆，米饮化下。三岁以下半圆。

消积圆　治小儿食积，口中气温，面黄白，多睡，大便黄赤臭。

---

①　乳钵：指研药的器具，略像碗。

缩砂十二个　丁香九个，不见火　乌梅肉三个　巴豆一个去皮、膜、油

上细末，糊圆①黍米大。三岁以上五六圆，三岁以下二三圆。温水下，无时。

大凡小儿身温壮，非变蒸之候，大便白而酸臭，为胃有蓄冷。宜圆药消下，后服温胃药。若身温壮，大便赤而酸臭，为胃有蓄热。亦宜圆药消下，后服凉胃药。无不愈。

捻金散　治小儿麻豆疮欲出，浑身壮热，情绪不乐，不思饮食。服此可以内消，仍令疮无瘢痕。

紫草茸　升麻　糯米各半两　甘草一分，炙

上粗末，每服四钱，水一盏，煎至六分，去滓温服，并滓再作一服。此疗疮疹奇方。

扁银圆　治小儿急慢惊风积瘤②。

青黛三大钱③　水银一皂子④大，用黑铅结砂子⑤　寒食面　黄明胶炒令焦，为末。各二钱　轻粉抄五钱⑥　雄黄水飞　粉霜　朱砂各一钱⑦，水飞　巴豆二十一个，去皮、膜、油　脑麝少许⑧

上都研细匀，滴水圆⑨如麻子大，捏令扁，曝干，瓷盒盛。一⑩岁一圆，随意加减。前皂子汤⑪送下，不得化破。

治小儿有阳痫、阴痫、慢脾风三证，皆搐搦上视。阳痫者，俗所

---

① 糊圆：王本、叶本作"面糊圆"。
② 瘤：原脱，据王本、叶本补。
③ 三大钱：王本、叶本作"三钱"。
④ 皂子：王本、叶本作"皂角"。
⑤ 用黑铅结砂子：王本作"同黑铅结成砂子"，叶本作"同黑铅炒，结成砂子"。
⑥ 抄五钱：王本作"豆大许，炒"，叶本作"豆大许一块，炒"。
⑦ 钱：叶本作"两"。
⑧ 脑麝少许：王本、叶本无。
⑨ 圆：王本、叶本作"为圆"。
⑩ 一：王本、叶本此上有"小儿"二字。
⑪ 前皂子汤：本书前文无皂子汤或皂角汤，王本、叶本作"煎枣子汤"，可从。

谓急惊也；阴痫者，俗所谓慢惊也。皆可随证治之。惟慢脾风因吐泻脾胃受风为难治，难得药。近世多用生附子及青州白圆子、金液丹，今用之如醒脾圆，皆要药也。

青州白圆子

天南星三两　半夏七两　白附子二两　川乌半两，生，去皮脐

上四味，生捣为末，生绢袋盛，井花水摆①，如有未出者，更以手揉令出尽。放瓷盆中以清水浸，日晒夜露，逐日换水搅。春五日、夏三日、秋七日、冬十日，水晒干再研匀，煎糯米粉作清粥，圆如绿豆大。瘫痪风温酒下三十圆，日三服，服至三日后，入浴当有汗，便能舒展，服经三五日，呵欠是应。常服十粒，永无风痰膈壅之患。小儿薄荷汤化下三两圆。

金液丹已见第九卷第三板

醒脾圆　治小儿慢脾风，因吐利后虚困昏睡，欲生风痫。

厚朴去粗皮，姜汁炙　白术　天麻去芦　舶上硫黄各半两　全蝎去毒
防风去钗股　人参去芦　官桂去粗皮，不见火。各一分

上为末，酒浸蒸饼和圆，如鸡头大，每服一圆，捶碎温米饮下。

又方

全蝎二个，青薄荷叶裹煨　白术指面大二块　麻黄长五寸十五条，去节

上细末，二岁以下②一字，三岁以上半钱，薄荷汤下，量③大小加减服。

人参散　治脾风多困。

---

①　摆：《证治准绳》《世医得效方》等作"摆出"，《幼科指南》作"摆出粉"，《景岳全书》作"摆洗出粉"，后者义明。"摆"谓摆荡，即将盛药的绢袋在水中摆荡，以使药细粉渗出。续云未出者继续揉摆，出尽为度。
②　下：叶本后有"服"字。
③　量：叶本后有"儿"字。

人参_{去芦}　冬瓜仁_{各半两}　天南星_{一两，切片，用浆水、姜汁煮，略存性}

上细末，每服一钱，水半盏，煎二三分，温服。

蝎梢圆　治小儿胎虚气弱，吐利生风，昏困嗜卧，或时潮搐。

全蝎_{微炒}　白附子_{煨制。各半两}　通明硫黄_{一两}　半夏_{一两，切片，姜汁制，焙干}

上细末，姜汁糊圆如麻子大，每服三十粒，荆芥汤下，更看①大小加减服。

龙齿散　治小儿拗哭②。

羌活_{去芦}　龙齿　蝉壳_{去头、足}　钩藤_{有钩子者}　茯苓_{去皮}　人参_{去芦。各等分}

上为末，每服一大钱，水一大盏，煎六分，去滓温服。

---

①　看：叶本后有"儿"字。
②　拗哭：指幼儿连日啼哭不止。

《普济本事方》治药制度总例① | ⬡

菟丝子：酒浸曝焙干，用纸条子同碾，即便为末。

半夏：沸汤浸至温，洗去滑，换汤洗七遍，薄切焙。

乳香：挂窗孔中风干研，或用人指甲研，或以乳钵坐水盆中研。

天雄、附子：灰火炮裂，去皮脐用②。

乌头：灰火炮裂，去皮尖用。

牡蛎：盐泥固济干，火烧通赤，去泥用。

鹿茸：酥炙黄，燎去毛。

诸角：镑治为细末，方入药。

苁蓉、牛膝：水洗酒浸，焙干用。

破故纸、蛇床子、茴香：炒令香。

桂：去粗皮，取心用，不见火。

葶苈：苦者，隔纸炒香。

天麦二门冬：略用水浥，去心。

桃、杏、郁李仁：皆去皮尖微炒。

杜仲：去皮剉如豆，炒令黑。

---

① 治药制度总例：本篇为药物加工的主要原则。底本眉批："王本抄本并欠。"京大本眉批："总例在序后。"似谓有某本本篇在书的序言之后。

② 去皮脐用：京大本删去下条，将"乌头"合于本条，本处"脐"改为"尖"。

桑螵蛸：涂酥慢火炙令香。

大黄：以湿纸裹，甑上蒸。

枳壳：去穰细切，麸炒黄。

厚朴：去粗皮，生姜汁制炒。

椒：去目并合口，微火炒，地上出汗。

前胡、柴胡、藁本：皆去苗净洗。

诸花：皆去萼及梗。

牡丹①、地骨皮：去心。

阿胶：碎之，蛤粉炒成珠子。

石韦、枇杷叶：温水浸，刷去毛，焙

蛇蜕、蝉蜕：洗去土，炙。蝉去头、足。

露蜂房：炙过②用，或炒过亦得。

巴豆：去皮、心、膜，细研，新瓦上出油。

蛇黄：炭火煅通赤，醋淬三五度。

酸枣仁：微炒去皮，研。

石斛③：去根净洗，细剉酒炒。

当归：洗去芦，薄切焙干后秤。

花蛇、乌蛇肉：酒浸去皮、骨，炙。

真珠④母：未钻真珠也，研如粉。

吴茱萸：汤浸七次，焙。

香附子：麸炒舂去毛。

芫青、斑蝥：去头足翅。

---

① 牡丹：底本与京大本此上补"远志"。
② 过：原作"遇"，据文义与下"过"字改。京大本本条全部逐字点删。
③ 石斛：京大本本条逐字点删。
④ 真珠：即今"珍珠"。

败龟、虎骨：并酥炙。

僵蚕：去丝嘴炒。

干漆：炒至大烟出。

防风：去钗股者。

皂角：去皮弦，炙用。

茵芋：去梗，剉炒用。

木鳖子：去壳研。

虎睛：酒浸，切，焙。

威灵仙：去苗洗。

紫苏子：淘洗晒干。

续断①：推②去筋，洗，剉，焙。

黄连：去须用。

甘草：炙。

泽泻：净洗，酒浸一宿，炙干。不浸亦得。

干姜：炮。

蜈蚣：去头足。

蝎：去毒。

水蛭：炒焦。

柏子仁：研。

茯神：去木去皮。

细辛：去苗洗。

神曲：碎炒。

青皮：去白。

---

① 续断：本条，京大本逐字点删。另补一条："鳖甲醋炙黄。"
② 推：当作"椎"。正文中有续断"椎去筋"的表述。椎，敲打，击打。

茯苓、黄芩：去皮①。

甘松：洗土净。

独活：须黄色如鬼眼者。去芦，洗，焙，秤。

羌活、升麻：去芦，洗，焙，秤。

诸石：皆细研水飞。

木香：气味辛辣特甚者可用。近世蜀人采云南根以乱真。其性大寒，利大小便。《本草》谓之土青木香，《类证》谓治独行根。又云：土青木香，不堪入药。凡医书云青木香者，皆当用木香。

远志：去心，洗剉炒黄色。或用甘草煮三四沸，去芦骨或生姜汁炒。

人参：去芦。

龙骨、龙齿：用粘舌者。

香白芷：不见火。

麻黄：去根节。

白鲜皮：去心，洗，焙，秤。

秦艽：去土去苗，洗，焙，秤。

竹沥：用新筀竹烧取之。

卷柏：去根洗。

五灵脂：如鼠屎者，水淘去沙石，日干取末。

石菖蒲：去须。

骨碎补：洗去毛。

百草霜：用烧草锅底墨。

熟干地黄：酒洒九蒸九曝，焙干，秤。

木通：削去粗皮，先碾为细末秤，方可入药。

---

① 茯苓黄芩去皮：京大本点删"黄芩"二字。句下注："制度终。"又在下行眉批："甘松以下不载。"又注："自独活至藿香之条二十六条总无。"谓其所用校本无"甘松"以下二十七条。

鳖甲：剉成小片，先以淡醋煮去裙膜洗净，再以酸醋炙黄秤。

天南星：须大者，忌用虎掌。

藿香、木香、丁香、诸香药、官桂、香白芷之类。皆不可见火。如荆芥、薄荷、紫苏亦然。三物或急用，并须纸七八重裹焙。

享保本跋[①]

　　凡天地之间，粗者易求，精者难得，犹金玉之寡，瓦石之多。从昔，医家蓄方之书虽多，其精者鲜矣；惟《本事方》，尤精者也。因之变通，何有不愈之病？然其书以字误句差，本朝曾未刊行。今也幸得全本，苟以苍生不悦[②]乎，予则训点[③]焉，令梓镂之，洽于天下云。享保乙卯[④]四月甲戌，溯流书于中心堂。

---

　　①　享保本跋：此跋见于日本京都大学藏本，而不见于台湾新文丰影印本。原跋无题，本书拟加。

　　②　不悦：喻指生病。用《史记·扁鹊仓公列传》中齐桓侯讳疾，表示"不悦"之典。

　　③　训点：日人阅读汉文时，为方便理解，在汉字旁或下方标注的假名及标点符号。

　　④　享保乙卯：享保为古代日本年号，使用时间为 1716—1736 年初（当年 4 月改元），乙卯即为 1936 年。

方名索引